HEYNE ‹

Der Autor

Dr. Ruediger Dahlke ist der wohl bekannteste Vertreter der ganzheitlichen Medizin im deutschen Sprachraum. Nach dem Medi-
zinstudium absolvierte er Weiterbildungen zum Arzt für Natur-
heilweisen und Psychotherapie. Seit 1978 als Psychotherapeut,
Fastenarzt und Gruppenleiter tätig. Ab 1989 Aufbau des Heil-
Kunde-Zentrums in Johanniskirchen, das inzwischen seine Frau
Margit leitet. Ruediger Dahlke ist mit zahlreichen sehr erfolgrei-
chen Büchern hervorgetreten und nicht zuletzt durch eine rege
Vortragstätigkeit einem großen Publikum persönlich bekannt.

RUEDIGER DAHLKE

Meine besten Gesundheitstipps

WILHELM HEYNE VERLAG
MÜNCHEN

Das vorliegende Buch ist sorgfältig erarbeitet worden.
Dennoch erfolgen alle Angaben ohne Gewähr.
Weder Autoren noch Verlag können für eventuelle Nachteile
oder Schäden, die aus den im Buch gemachten praktischen
Hinweisen resultieren, eine Haftung übernehmen.

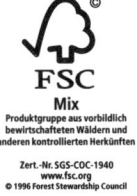

FSC
Mix
Produktgruppe aus vorbildlich
bewirtschafteten Wäldern und
anderen kontrollierten Herkünften

Zert.-Nr. SGS-COC-1940
www.fsc.org
© 1996 Forest Stewardship Council

Verlagsgruppe Random House FSC-DEU-0100
Das für dieses Buch verwendete FSC-zertifizierte Papier
Super Snowbright liefert Hellefoss AS, Hokksund, Norwegen.

2. Auflage
Originalausgabe 02/2008
Copyright © 2008 by Wilhelm Heyne Verlag, München,
in der Verlagsgruppe Random House GmbH
Printed in Germany 2008
Redaktion: Dr. Diane Zilliges
Umschlaggestaltung: HildenDesign, München
unter Verwendung eines Fotos von © Sissi Furgler, A-Graz
Gesetzt aus der Minion bei C. Schaber Datentechnik, Wels
Druck und Bindung: GGP Media GmbH, Pößneck

ISBN 978-3-453-70081-9

http://www.heyne.de

Inhalt

Einleitung

»Ihr sollt die wesentlichen Dinge nicht breittreten.« Dieser Satz des mittelalterlichen Philosophen Occam mag als Motto für diese Sammlung von Tipps zur körperlichen, seelischen und geistigen Gesundheit gelten. Als Initialzündung reicht in der Regel ein Gedanke, der greift, der uns trifft und überzeugt. Und genau solche Initialzündungen sollen für Sie die folgenden kleinen Kapitel sein.

Die Sammlung von Ideen und Tipps ist ein Ergebnis meiner langjährigen psychotherapeutischen und beratenden Arbeit. Sie ist im besten Sinne ganzheitlich. Sie finden hier also Hinweise zu einer gesunden Lebensführung in allen Bereichen, beispielsweise zu Ernährung und Atmung ebenso wie zur inneren Herangehensweise an Besitz, Entspannung, Sex, an Ihr Dasein überhaupt.

Sie können in diesem Buch nach Lust und Laune lesen, von vorn nach hinten, oder immer da, wo Sie es gerade aufschlagen. Es eignet sich auch sehr gut, um ein Tagesmotto, das Thema einer Woche, eines Monats oder sogar eines neuen Jahres zu wählen. Zudem kann es als eine Art

Orakel fungieren: Schlagen Sie »blind« eine Seite auf und lassen Sie sich überraschen, welcher Tipp für Sie gerade der richtige ist. Diese Vorgehensweise kann Ihnen wertvolle Hinweise liefern, in welchen Bereichen sich Ihre Gesundheit fördern ließe und welche nächsten Entwicklungsschritte jetzt für Sie anstehen. Ganz nebenbei lernen Sie so das tiefe Wissen aus Ihrem Bauch kennen, Ihre Intuition, die weiß, was ihnen guttut und was nicht.

Auf diese Art lässt sich – hoffentlich – das Anliegen dieses kleinen Buches und meiner Arbeit, umfassende Gesundheit ins Spiel des Lebens zu bringen, ein Stück weit verwirklichen. Wenn die eigene Intuition mit der Zeit wächst, könnte sich daraus sogar eine Art Selbstdiagnose-System entwickeln. Denn wer für den jeweils nächsten anstehenden Entwicklungs- oder auch Behandlungsschritt intuitiv ein Thema aufschlägt, kann daraus natürlich auch auf Probleme zurückschließen. Wer zum Beispiel das Kapitel Fasten aufschlägt, könnte daraus schließen, dass Verschlackung ein Thema für ihn ist. Wenn diese Art der Anwendung nicht überstrapaziert wird, kann sie zu wichtigen Weichen- und Hilfestellungen im Leben genutzt werden. Natürlich sollte im Falle einer gravierenden Symptomatik die Diagnose nicht über ein Buch erfolgen, sondern durch einen kompetenten Therapeuten.

Ein islamisches Sprichwort sagt: »Binde dein Kamel an und vertraue auf Allah!« Wer ein Kamel hat und einen Strick, sollte Ersteres mit Letzterem sichern und sich nicht schon vorher auf Allah verlassen. Wer andererseits ein Problem hat und Verstand, sollte Ersteres lösen unter

Einsatz von Letzterem und sich nicht blind auf ein Orakel oder dergleichen verlassen. Wer nach dem Motto »Ich vertraue immer ganz auf Gott« beim Überqueren der Straße nicht mehr nach links und rechts schaut, ist offensichtlich auf dem Holzweg, er nennt seine Dummheit Vertrauen. Menschen, die glauben, sie seien schon menschlich, wenn sie sich irren, irren sich. Denn es ist durchaus sinnvoll, das eigene Großhirn auch zu benutzen.

Was ein Buch, wie dieses, kann und will, ist also nicht, seinen Lesern die Arbeit des Denkens, Erspürens, Entscheidens oder Handelns abzunehmen. Was es aber kann und möchte, ist, Ihre persönlichen Möglichkeiten zu ergänzen und zu vertiefen, zu inspirieren und anzuregen, Zusammenhänge bewusst zu machen und Ihnen Wege vorzuschlagen. Dem dienen auch zahlreiche Buch- und CD-Hinweise am Ende der einzelnen Kapitel. Was immer Sie besonders interessiert, können Sie dort weiterverfolgen und vertiefen. Jeder Hinweis aus diesem Buch, der Sie anspricht, der Ihnen hilft, kann zu einer Erleichterung und Verschönerung des alltäglichen Lebens führen. Er kann aber auch und zusätzlich zu einem Schritt auf dem Weg zu Gott beziehungsweise zum Himmelreich Gottes in Ihnen selbst werden. Das wünsche ich Ihnen von ganzem Herzen.

Trinken als Schutz vor Austrocknung

Trinken für ein langes Leben

Wasser ist das Getränk der Weltmeister, sagt Baldur Preiml, der es wissen muss, hat er doch als Trainer einige Sportler zu Weltmeistern und Olympiasiegern gemacht. Wasser, aus dem wir zu mehr als zwei Drittel bestehen, ist unser wichtigstes *Lebensmittel* und Trinken der einfachste und beste Schutz unserer Gesundheit: mindestens zwei Liter pro Tag verlängern das Leben und verbessern seine Qualität!

Wasser, als wichtigstes und zugleich billigstes Getränk, kann in reiner Form oder als Kräutertee ungeahntes Elend verhindern. Säfte sind nur mit viel Wasser verdünnt zu empfehlen. Alkohol, aber auch süße Limonade sind sogar Flüssigkeitsräuber. Für jeden Schnaps ist zur Neutralisation die 16-fache Wassermenge nötig. Der Brand am Morgen danach verrät es.

Klingt eigentlich ganz einfach – ist es aber oft nicht. Für diejenigen, die es nicht rechtzeitig lernen, können sich enorme Probleme daraus entwickeln. Verwirrt in die Psychiatrie eingelieferte alte Menschen sind oft nur ausgetrocknet. Viele landen lediglich in Pflegeheimen, weil sie von sich aus zu wenig trinken. Der ältere Organismus kann das nicht mehr so kompensieren und überspielen wie ein junger. Deshalb müssen wir in jungen Jahren zu trinken lernen.

Mehr als zwei Liter Wasser pro Tag erhöhen neben der Quantität vor allem die Qualität des Lebens – jeder Tropfen vergossenen Schweißes ist gesund, aber nur, wenn er durch gutes Wasser ersetzt wird.

Ein Trick: die zwei Liter vor sich in gewohnten Gefäßen aufstellen! Vier bayrische Biergläser ($\frac{1}{2}$ l) oder acht Viertel beziehungsweise 16 Achtel oder ca. 16 Kaffeetassen. Das erscheint viel, ist aber nicht viel, wenn es um so viel geht! Das beste Wasser kommt oft aus der Leitung, denn gesundes ist immer auch fließendes Wasser. Mineral- und Tafelwasser aus Flaschen ist dagegen immer abgestanden. Selbst bestes Quell- und Grundwasser erleidet – besonders in Plastikflaschen – deutliche Qualitätseinbußen. Oft ist das darin befindliche Trinkwasser zugleich das Kühlwasser bei der Flaschenproduktion. Noch nach vielen Füllungen mit neutralem Wasser schmeckt man bei Plastikflaschen den Geschmack der ursprünglich enthaltenen Limonade, was dafür spricht, dass das Plastik mit der Flüssigkeit in Wechselwirkung tritt.

Was Mineralwässer angeht, so benötigen wir Mineralien gar nicht aus dem Wasser, denn in dieser anorganischen Form sind sie sowieso sehr schwer aufzunehmen. Stattdessen sollten wir diese Mineralien über reichlich frisches Obst und Gemüse zu uns nehmen.

Wasser, die Urform aller Getränke, hat uns so viel mehr zu bieten: Es ist nicht nur die Basis unseres Lebenssaftes Blut, sondern auch die Grundlage des gesamten Körpers. Wenn wir schon überwiegend aus Wasser bestehen, wäre es nahe liegend, sich hier das beste, frischeste und natürlichste Wasser zu leisten. Es ist ein großes und noch immer zu wenig geschätztes Geschenk, dass zum Beispiel in den Alpenländern noch immer ein Überfluss an ausgezeichnetem Wasser vorhanden ist. Hier verwenden wir für die Toilettenspülung eine Wasserqualität, von der die Kalifornier nur träumen können. Ein Anruf beim Wasserwerk kann klären, woher das eigene Leitungswasser stammt. Oft kommt nämlich – jedenfalls im deutschsprachigen Bereich – das beste Wasser zu einem Spottpreis aus dem eigenen Hahn.

Detailliertere Hinweise finden sich im Taschenbuch *Wege der Reinigung* (s. Anhang).

Richtige Ernährung

Richtige Ernährung als Schutz
vor Abwehrschwäche,
Erschöpfung und Übergewicht

Der Mensch ist, was er isst, heißt ein Spruch. Meint er, Schweineesser seien Schweine, Krautesser Kohlköpfe und Obstesser Früchtchen? Das stimmt wohl so nicht ganz, aber es soll uns daran erinnern, wie wichtig gesundes typgerechtes Essen ist.

Zwar ist bisher noch niemand über den Darm heilig geworden – wohl aber krank und auch gesund! Wer Angst isst, wird bald voller Angst sein. Insofern wäre vom Verzehr in Panik getöteter Schlachttiere dringend abzuraten. Richtige Ernährung schützt dagegen vor Kräfteverfall und Krankheit durch Steigerung der Abwehrkraft und Vitalität.

Der Mensch sollte artgerecht, also wie ein Mensch essen. Gebiss und Darm machen ihn zum Allesfresser, rücken ihn aber näher zu den Vegetariern unter den Tieren als zu den Carnivoren. Statt Schlingzeit im Stil der Raubtiere müsste er Mahlzeit halten und genießen, wie seine Molaren, die Mühlenzähne, vor allem Gemüse und Obst, Kräuter und Körner mahlen. Dabei kommt es auf die richtige Mischung an. Wo Kohlenhydrate, Eiweiß und Fett in etwa im Verhältnis von 40 : 30 : 30 auftreten – was die Kalorien, nicht etwa das Volumen angeht –, sind wir auf dem richtigen Weg.

Natürlich bedeutet das einen ziemlichen Berg Kohlenhydrate wie Obst und Gemüse und nur ein vergleichsweise bescheidenes Häufchen Fisch oder Fett, denn bei Letzteren kommen auf die gleiche Menge viel mehr Kalorien. Das gilt ganz besonders für Fett, das pro Gramm doppelt so viel Brennwert hat wie Eiweiß und Kohlenhydrate.

Wenn obendrein unsere Lebensmittel ihren Namen verdienen und enthalten, was wir wirklich brauchen, können wir uns auf ein voll(wertig)es Leben einstellen – offen für gesunden Genuss – und nebenbei unser Gewicht halten. Vollwertnahrung ist heute zwingend, in einer Zeit, wo die »normalen« Lebensmittel schon längst keine mehr sind, weil sie zwar mehr als genug Kalorien, aber immer weniger Vitamine, Mineralien und vor allem sogenannte sekundäre Pflanzenstoffe enthalten. Wer das minderwertige Billigfutter, das inzwischen als normal angesehen wird, zu sich nimmt, wird an Überfluss (von Kalorien) und Mangel (an Vitalstoffen) gleichermaßen leiden und dick werden, weil sein verzweifelter Organismus so lange Hunger melden muss, wie ihm noch etwas fehlt.

Neben unserer menschlichen Art sollten wir auch unserem individuellen Typ gerecht werden und entdecken, ob uns Kühle oder Lebenswärme fehlt.

Wer sein Mütchen besser kühlt, kann sich mit frischer Kost vor Überhitzung schützen, wessen Organismus herzerwärmende Speisen verlangt, der kann sich mit den richtigen Gewürzen vor Erkältungen und Energiemangel schützen.

Wenn diese drei »Säulen der Ernährung« (richtiges Verhältnis von Kohlenhydraten, Eiweiß und Fett, vollwertige Nahrung und typgerechte Ernährung) eingehalten werden, hat man – von Ernährungsseite – auch alles Notwendige hinsichtlich Übersäuerung getan.

Weitere Hilfen kämen hier vom verbundenen Atem und der Bewegung im sogenannten Sauerstoffgleichgewicht.

Die hohe Schule der Ernährung baut auf dieser Basis auf. Essen für gute Gedanken (Brainfood) müsste auf die richtigen Öle setzen und vor allem alle gehärteten Fette (Transfette) wie etwa in Margarinen meiden, dafür das richtige Verhältnis von Omega-3- zu Omega-6-Fetten wählen.

Gut beraten ist man mit Fischen – vor allem aus kalten Gewässern – und mit Walnüssen, die schon wie Gehirne aussehen.

Wer Aphrodisiaka und Stimmungsessen (Moodfood) im Sinn hat, ist vor allem auf ausreichende Mengen vom Wohlfühlhormon Serotonin angewiesen, was so überlegter Schritte, wie z. B. dem zur Rohkostmischung *Aminas,* bedarf.

Der häufig unternommene Versuch, über Schokolade und Bananen auf seine (Serotonin-)Rechnung zu kommen, ist auf die Dauer unbefriedigend und voller Nebenwirkungen.

In dem Buch *Richtig Essen* findet sich ein einfacher Test, der in wenigen Minuten Aufschluss über den eigenen Ernährungstyp gewährt. Außerdem gibt es darin Tabellen, welche Nahrung zu wem passt. Das Buch *Vom Essen, Trinken und Leben* bietet Rezepte von einer dekorierten Spitzen-Köchin, die die drei Säulen der Ernährung beachten.

Fasten – Gesund durch Verzicht

Abbau von Blockaden
und Schutz vor Überfülle

»Essen und Trinken hält Leib und Seele zusammen«, weiß der Volksmund. Wer bewusst fastend das Essen für gewisse Zeiten sein lässt, erlaubt seiner Seele, sich etwas aus der Umklammerung des Körpers zu lösen und freier und sich ihrer selbst bewusster zu werden. Dabei wird sie erleben, dass sie nie Körper war, sondern vielmehr ein geflügeltes Wesen, das für eine Lebensspanne in diesem Körper wohnt. Deshalb rät die heilige Theresa von Avila, gut zu ihm zu sein, damit die Seele gern in ihm wohne. Andere Kulturen sprechen vom Seelenvogel, der sich für eine Zeitspanne in diesem Körpernest niedergelassen hat.

Lernt der Körper fastend verzichten, wird er selbstgenügsam und bescheiden, er beschränkt sich auf das Wesentliche. Ablagerungen und Blockaden werden abgebaut, das lässt ihn freier und durchlässiger für alle Lebensenergien werden. Gewicht verlierend, wird er auf allen anderen Ebenen gewinnen. Seine Lebensäußerungen werden klarer und Flexibilität wie Sensibilität wachsen gleichermaßen. Hildegard von Bingen geht davon aus, dass von den fünfunddreißig Lastern, die ihr bekannt waren, neunundzwanzig durch das Fasten Besserung erfahren, nur fünf unbeeinflusst bleiben und lediglich eines zunimmt, nämlich die Hybris. Wenn aber diese Gefahr, Arroganz und Überheblichkeit zu entwickeln, von vornherein bekannt ist, ist sie gut beherrschbar und – wie sich in den dreißig Jahren, die ich Fastenseminare gebe, gezeigt hat – kein ernstes Problem mehr.

In den Augen Fastender wird neben der Sicht auch die Einsicht wachsen sowie die Fähigkeit zu Visionen und innerer Schau. Die Ohren können über das Hören zum Horchen gelangen und sich der inneren Stimme öffnen. Herz und Nieren, Leber und alle anderen Organe finden zu ihrer angestammten Form zurück. Während aber das physische Herz gesundschrumpft, kann sich das wahre Herz weiten. Wenn sich beim Fasten neben dem Hosenbund auch das Bewusstsein weitet, schützen wir uns vor Degeneration und Verfall, wir lernen, dass weniger mehr ist.

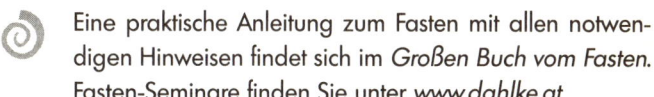 Eine praktische Anleitung zum Fasten mit allen notwendigen Hinweisen findet sich im *Großen Buch vom Fasten*. Fasten-Seminare finden Sie unter *www.dahlke.at*

Schlafen Sie sich gesund!

Schlaf als Schutz
vor Erschöpfung

Ist Ihnen bewusst, dass Sie ein Drittel des Lebens verschlafen, dessen höchstes Ziel Erwachen ist? Ausreichender Schlaf ist aber viel mehr Schutz als Zeitverlust und für guten Schlaf zu sorgen ist eine Frage der Intelligenz. Nirgends verweilt man länger als im Schlafzimmer, dem somit wichtigsten Ort der Wohnung. Es sollte der ruhigste und luftigste, kurz der beste Raum sein und vor allem ungestört: von äußerem und innerem Lärm, eigenen und fremden Abgasen, Elektro- und anderem Smog, Wasseradern und Störfeldern aller Art. Glücklich, wer einen Fernseher im Schlafzimmer hat: Er kann ihn rauswerfen und damit auf einen Schlag nicht nur seine Schlaf-, sondern seine ganze Lebensqualität enorm steigern!

Auch wenn wir selbst nicht alle Störungen bewusst wahrnehmen, Seele und Organismus tun es. Deshalb gehört im besten Zimmer an den besten Platz das beste Bett. Als Basis des Schlafes ist es der Ort der Regeneration und Regression in wohliger Wärme und Weichheit, die der des Mutterleibes ähnelt. »Wie man sich bettet, so liegt man«, sagt der oft so weise Volksmund. Dem Bett gebührt unter den Möbeln der erste Platz. Sein Herzstück, die Matratze, kann uns unterstützen und tragen. Wir sollten sie schon deshalb gern aufsuchen, weil es sich so angenehm darauf liegt, und die nächtliche Psychotherapie durch die Seelenbilderwelten als zusätzliches Geschenk begrüßen. Die Matratze sollte punktelastisch sein, also nicht wie ein Trampolin im Ganzen reagieren, sondern nur an der Stelle, wo sie wirklich belastet wird. Die Zudecke kann uns beschweren oder auf uns beinahe schwebend Wärme und Schutz spenden.

Guter Schlaf zahlt sich aus wie wenig sonst. Schon ein kurzer Mittagsschlaf kann die zweite Hälfte jedes Tages retten, er kann das Leben verlängern und vertiefen und zugleich das endgültige Erwachen fördern. Wer das einmal erkannt und auszunutzen gelernt hat, wird gern noch einen Schritt weiter zur täglichen Tiefenentspannung gehen, die mit der Zeit bis in die Trance reicht und noch viel bessere Ergebnisse bringt. Dies kann vor allem auch den Feierabend – im wahrsten Sinne des Wortes – zurückbringen. Der ist schließlich in den letzten Jahrzehnten bei den meisten Menschen gründlich danebengegangen. Wenn das Primärelend, die Arbeit, in das Sekundärelend, das Fernsehen, übergeht, sprechen wir immer noch von Feierabend, obwohl es sich längst um ein Trauerspiel handelt. Wer aber nach der Arbeit eine kurze Tiefenentspannung einbaut, kann mit dem Abend seinen ganzen Tag feiern.

Der Schlaf hütet noch eine ganze Fülle von weiteren Geheimnissen, die zu entdecken sich lohnt.

Eine Vielzahl von Hinweisen zum gesunden Schlaf sowie eine entsprechende Matratzen- und Bettkunde findet sich in *Schlaf – die bessere Hälfte des Lebens*. Die CDs *Erquickendes Abschalten mittags und abends* sowie *Schlaf – die bessere Hälfte des Lebens* hilft bei den ersten Schritten in die Tiefenentspannung.

Den eigenen Rhythmus finden!

*Gesunder Lebensrhythmus
als Schutz vor Disharmonie*

Panta rhei – Alles fließt, wusste der Vorsokratiker Heraklit schon in der Antike. Alles Leben ist Rhythmus, fand Rudolf Steiner. Alles Leben ist Tanz, schrieb Richard Alpert. Alles ist Schwingung, haben heutige Atomphysiker herausgefunden.

Leben ist Bewegung, und wer sich nicht mehr bewegt, ist schon fast tot. Wie ein Fluss strömt unsere Lebensenergie von der Quelle zum Meer – immer in Bewegung, Wellenberg auf Wellental, in einem fort trägt sie uns hinauf und hinab. Jedem Aufstieg folgt so sicher der Abstieg wie diesem der nächste Aufstieg. Insofern brauchen wir beim Aufstieg nicht euphorisch zu werden und uns beim Abstieg nicht zu sehr zu grämen. Das ist das zeitlose Gesetz des Rhythmus, das Leben folgt ihm immer und überall. Sich ihm freiwillig anzuvertrauen, ist der beste Schutz vor Enttäuschungen und eine Garantie für Lebendigkeit.

Keine Lebensphase lässt sich bewahren und wer Momente, in denen Fülle war, zu Stunden dehnt, erntet Langeweile und Stagnation. Das Leben aber wird ihn meiden, denn es ist Rhythmus. Wer aber seinen eigenen Rhythmus findet und den Moment genießt, rettet in jedem Augenblick sein Leben.

Äußere Bewegung schenkt dem Körper die Chance, seinen Rhythmus zu finden, innere Bewegung erlaubt der Seele ihren zu leben. Beides verhindert den Tod durch Erstarrung. »Hoffentlich geschieht nichts«, ist der Wunsch der Lebensverweigerer und Rhythmusverhinderer – Offenheit für das Auf und Ab ist das Kennzeichen lebendiger Suche.

Statt mit vierzig zu sterben und sich erst mit achtzig eingraben zu lassen, könnten wir in einem fort dem Rhythmus des Lebens lauschen und uns seinen Wellen freiwillig anvertrauen. Überall wo Leben ist, findet sich auch Rhythmus. Wenn der Rhythmus des Herzens in regelmäßigen Takt übergeht, droht höchste Gefahr, wie heute sogar die Schulmedizin weiß. Insofern lohnt es sich, das Herz als eigenes Rhythmusorgan im lebendigen Rhythmus schlagen zu lassen und ihm die Achtsamkeit und Zuwendung zu schenken, die es verdient, etwa indem man es so oft wie möglich lächeln lässt. Wer mit lächelndem Herzen durchs Leben geht, hat nicht nur mehr davon, er erhält sein Herz und sich selbst gesund.

Eine Anleitung, das Herz lächeln zu lassen, finden Sie in *Notfallapotheke für die Seele.*

Langer Atem als Schutz vor Hektik und frühem Tod

Leben ist mehr als Überleben –
der Atem ist sein Garant

Nach einem östlichen Mythos wird jedem Menschen zu Beginn des Lebens die Zahl seiner Atemzüge zugemessen. Wer durchs Leben hechelt, wird folglich ein kurzes hektisches Leben haben und rasch damit fertig sein. Wer hingegen einen langen Atem entwickelt, wird er zu den Siegern gehören und ein langes Leben in vollen (Atem-)Zügen genießen können.

Maha atma nennen die Inder eine »große Seele« und den »großen Atem«. Unser Wort »atmen« spiegelt sich noch darin. Mahatma Gandhi beispielsweise war eine solche große Seele und wie die Geschichte zeigt, hatte er einen großen, einen langen Atem. Wir sprechen von *Inspirationen*, wissen von Seelenvögeln und dass *Psyche* sowohl Seele als auch Hauch bedeutet. Gott, so heißt es auch, hauchte uns das Leben über seinen Odem ein.

Einen langen Atem zu entwickeln bedeutet, die Angst vor dem Leben zu überwinden und alle Enge hinter sich zu lassen. Insofern verhilft ein langer Atem zu Vertrauen, verlängert das Leben, schützt vor Hektik und führt zu Erfolgen.

Darüber hinaus ist der Atem ein Brückenbauer im tieferen Sinn, indem er Bewusstes und Unbewusstes verbindet. Die meiste Zeit unbemerkt fließend, lässt er sich jederzeit bewusst machen. Zwischen Körper und Seele ist er der Pontifex. Nebenbei drückt er noch präzise den Seelenzustand aus, etwa wenn er einem vor Schreck ins Stocken gerät. Im Körper verbindet er die linke weibliche mit der rechten männlichen, Seite, den Ober- mit dem Unterleib und die Vorder- mit der Rückseite.

Über den Atem stehen alle Zellen im Menschen und alle Menschen auf der Erde miteinander in Kontakt – er muss sie alle erreichen und einbinden, wollen sie am Leben teilhaben. Wir atmen im großen Kreis des Lebens mit den grünen Pflanzen der Erde, nehmen auf, was sie loslassen, und geben ihnen, was sie brauchen. So wie sie uns beschenken, beschenken wir sie. Das Ganze nennen wir Photosynthese und Oxidation oder einfach Leben.

Wir können weiteratmen wie bisher und überleben. Wir könnten uns aber auch zum Leben atmen und uns neue Bewusstseinsräume erschließen. Der verbundene Atem wäre ein wundervoller Weg dazu. Auf den Schwingen solch eines befreiten Atems kann der Seelenvogel sich spüren und dem Leben einen neuen Sinn und eine Richtung geben.

Vor allem von den Geheimnissen und Chancen des verbundenen Atems handelt das Buch *Die wunderbare Heilkraft des Atmens*.

Sinnlichkeit als Lebenselixier

Erfüllte Sexualität als Energiequelle
und Schild gegen Resignation

Eros, ein großer unter den Göttern der Griechen, ist mit der Zeit ähnlich heruntergekommen wie sein Thema, die erotische Liebe. Schon als Amor in Rom war er nur noch ein kleiner Wicht, der aus dem Hinterhalt Liebespfeile in die Herzen der Menschen schießt. Er rächt sich seither für die Herabsetzung, indem er allerlei Verwirrung stiftet. Heute ist er auf der Talsohle der Anerkennung gelandet und muss im Privatfernsehen nach 23 Uhr um die Zuwendung frustrierter Anrufer buhlen, die selbst zur Onanie zu fantasielos sind.

Dabei ist erotische Liebe eine wundervolle Möglichkeit, die Polarität zu überwinden und in die Einheit einzutauchen. Kosmisches Bewusstsein sei ein Orgasmus mit der Schöpfung, sagte Bhagwan-Osho. Im Augenblick des Orgasmus werden wir eins mit dem Partner und der Welt. Im Fluss der Liebe können wir Gott und die Welt umarmen und von Luft und Liebe leben – Erfahrungen von Einheit. Ohne Einheitserfahrung kein Orgasmus!

Besonders Männern ist oft nicht klar, dass ein Samenerguss noch keinen Orgasmus macht und ein Orgasmus keinen Samenerguss braucht. Die »Herren der Schöpfung« sollten das archetypisch weibliche Liebesmuster, das statt auf den einen Gipfel auf eine weite Hochebene mit verschiedenen Gipfeln und entsprechenden Erlebnissen führt, kennen und l(i)eben lernen. Dann wird ihnen die Sexualität zur Energiequelle, die mehr schenkt als nimmt. Diese Art der Erotik wird sich auch mit der Zeit nicht erschöpfen, sondern weiterentwickeln zum unerschöpflichen Energiepool. Sie schützt wie weniges vor Frustration und Resignation. Das von ihr bestimmte Leben gleitet von einem Höhepunkt zum nächsten, wenn die Partner über gemeinsame Orgasmen die Welt der Gegensätze überwinden und der großen Einheitserfahrung mit Gott näher kommen. Ganz so wie es der tantrische Buddhismus lehrt oder auch die alte italienische Liebeslehre Karezza.

Dass wir etwas so Fundamentales und zugleich Elementares wie die sinnliche Liebe, die in alten Zeiten *natürlich* in den Tempeln der Venus-Aphrodite gelehrt wurde, heute herabsetzen, spricht für sich und gegen uns. Sie neuerlich zu entdecken, wird das Leben bereichern und erweitern und die Leichtigkeit des Luftelementes mit der Tiefe des Seelenelementes Wasser verbinden, so wie Venus-Aphrodite es als Schaugeborene in ihrer Person verkörpert. Wer Schaum will, muss Schaum schlagen. Er lässt sich nicht konservieren, sondern will ständig neu entstehen.

 Praktische Hinweise dazu finden Sie in *Die Leichtigkeit des Schwebens*.

Auf den Körper horchen –
die Sprache der Seele lernen

Körpersignale als Schutz
vor Krankheit

Unser Körper ist wie eine Bühne für jene Stücke, die im Bewusstsein nicht mehr aufgeführt werden, obwohl sie noch nicht verstanden wurden. Franz von Assisi nannte den Körper »Bruder Esel«, weil er etwas störrisch ist, dafür ungeheuer belastbar und ehrlich. Auf die Zeichen des Körpers ist unbedingter Verlass. Die ehrliche Haut ist eine Landkarte der Seele, die ständig meldet, wie es um uns steht und wo wir in unserem Leben stehen. Sie spiegelt das Innere nach außen. Wenn die Seele Angst hat, bekommen wir kalte Füße und Hände und eine Gänsehaut, der Atem stockt und der Nacken wird hart. Sobald wir Scham ignorieren, erröten wir, ob es uns gefällt oder nicht. Schäumen wir dagegen vor uneingestandener Wut, sehen wir nicht nur rot, sondern werden es auch im Gesicht.

Wie auf die Haut können wir uns auf alle Organe und Körperregionen verlassen. Sie spiegeln unsere Seele, wir müssen nur hinschauen und hinhören. Auch unsere Körperform und -haltung verrät uns eine Menge: Wir stehen und gehen, wie wir im Leben stehen und vorwärtskommen, unser Aufrechtsein verdeutlicht unsere

Aufrichtigkeit. So zeigt der Körper, wer wir sind – mehr als wir gemeinhin glauben. Aufgaben und Chancen verdeutlichen uns seine Schokoladenseiten ebenso wie seine Defizite und Probleme.

Aber nicht nur der Körper spricht uns in seiner Sprache an, unsere Sprache ist auch körperlich. Wir nehmen uns ganz andere Dinge zu Herzen als die, die uns an die Nieren gehen oder auf den Magen schlagen.

Wenn wir diese Gedanken weiterverfolgen, wird der Organismus zu einem offenen Buch. Wer lernt, es zu lesen, wird sich Schmerzen und Leid ersparen. Er kann sich rechtzeitig beugen, bevor das Schicksal ihn beugt, und Schwierigkeiten und drohende Krankheiten schon im Keim auflösen, indem er seine Lernaufgabe darin erkennt. Wer seine gesunden Formen und seine krankhaften Auswüchse und Probleme erkennt, so wie Abraham Sarah erkannte und damit Isaak zeugte, wird ebenfalls etwas Neues in sein Leben bringen und dieses damit ungemein bereichern.

 Näheres zu Aufgaben und Chancen, die uns der Körper zeigt, finden Sie in *Der Körper als Spiegel der Seele*, mehr zur Sprache des kranken und unausgeglichenen Körpers in *Krankheit als Symbol*.

Anpassung als Chance

Flexibilität als Schutz
vor Erstarrung

Nach nordischen Mythen gehört zu jedem Mensch ein Baum, der seinem Wesen entspricht. Dieser persönliche (Lebens-)Baum verrät in seiner Art, aus welchem Holz der Mensch geschnitzt ist. Wer sich jetzt seinen Baum vorstellt und gleich den ersten Einfall wahr- und wichtig nimmt, erlebt in ihm sein Lebensmuster und erkennt die Analogie zur eigenen Situation. Er kann vor den inneren Augen in seiner Vorstellung sehen, wie verwurzelt er ist, wie sein Ego sich in der Ausdehnung der Krone zeigt und wie stark oder biegsam sein Stamm ihn macht. Das eigene Muster wird in diesem Lebensbaum deutlich – ist er flexibel oder sucht er sein Heil im Widerstand? Kann er es wagen, seine Krone, sein(e) Haupt(sache) zum Vater im Himmel zu erheben, weil er seine Wurzeln tief in Mutter Erde verankert hat? Oder zwingt der Mangel an Tiefe im unteren Bereich zu einem Mangel an Erhabenheit und Erhebendem?

Im Lebensbaum spiegelt sich auch die seelische und geistige Flexibilität. Ein schlanker biegsamer Stamm steht für Wendigkeit und Anpassungsbereitschaft, wohingegen der mächtige starke Stamm eine gewisse Härte und Unbeugsamkeit verrät. Er wird dem Wind trotzen – je mächtiger der wird, desto härter sein Widerstand. Irgendwann aber muss auch der stärkste Baum nachgeben und brechen.

Der geschmeidig biegsame Stamm dagegen wird sich umso mehr beugen und biegen, je stärker der Wind weht, und so dem wachsenden Sturm immer weniger Widerstand entgegensetzen. Zur Not wird er sich sogar freiwillig niederwerfen, jedoch ohne zu brechen – und nur um sich in der Ruhe nach dem Sturm neuerlich aufzurichten.

So schützt Flexibilität vor Bruchschäden und ernsten Verletzungen. Reduzieren wir den Widerstand und passen uns den Gegebenheiten an, überdauern wir als bieg- und beugsame Menschen auch den stärksten Druck. Statt auf Gegendruck setzen wir auf lebendige Anpassung und spielen unser Spiel, auch dann, wenn andere ihres mit uns spielen wollen.

Im Übrigen gibt es hier kein Richtig und kein Falsch. Jeder Baum hat auf seine Art recht und behält seinen Platz in der Schöpfung genau so lange, wie er sich seinem Lebensraum anpassen kann.

Ordnung schaffen im Energie-Haushalt

Schutz vor Burnout-Syndrom und Depression

Der Mensch ist nach östlicher Auffassung ein Gefäß für Energie. Das ihm bestimmte Maß bekommt er als Mitgift mit auf den (Lebens-)Weg. Zusätzlich atmet er die Lebensenergie Prana ein. Essen und Trinken bringen ihren Teil dazu, der aber geringer ist, als viele westliche Menschen glauben.

Im täglichen Leben verbrauchen wir Energie, die ein guter Schlaf uns aber wieder zurückbringt. Energieräuber sind dagegen ungelöste seelische Konflikte und faule Kompromisse, die vor sich hin schwelen. Unbewältigte Lebenskrisen, innerlich abgelehnte Kompromisse als Ergebnis nicht zu Ende gekämpfter Kämpfe zehren an den Reserven.

Wer morgens schon so müde ist wie andere abends, hat entweder ein Zuflussproblem oder ein Leck in seinem Gefäß, er verbraucht zu viel oder bekommt zu wenig. Möglicherweise versickert seine Energie in einem Stellungskrieg der Seele, die einen faulen Kompromiss nicht (er-)trägt, aber aushalten muss. Oder sie vollführt einen anstrengenden Spagat, wenn in der Pubertät nicht pu-

bertiert wurde, und nun ein Kind in einem Erwachse-
nenkörper (fest-)steckt. Die Seele ermüdet rasch, wenn
sie eine Rolle spielen muss, die ihr (noch) nicht entspricht. Ein unverarbeitetes Geburtstrauma zwingt Menschen, die noch gar nicht in dieser Welt angekommen
sind, so zu tun als ob. Auch wer in der Lebensmitte die
Kurve nicht kriegt, wird danach ständig Energie verlieren.
Schließlich könnte der Atem zu kurz oder der Schlaf
nicht wirklich erfrischend sein.

Langer Atem, guter Schlaf und der Mut, die anstehenden Übergänge und Konflikte zu bewältigen, das schützt
uns davor, innerlich auszubrennen. Vor allem aber gilt es,
im Leben immer wieder innezuhalten, um jenen Inhalt
zu erhalten und zu erfahren, der inneren Halt gewährt.
Wo der Inhalt verloren geht, droht Sinnlosigkeit und mit
ihr auch schon Depression. Wer dagegen mit dem Menschen lebt, den er liebt, wer den Beruf liebt, mit dem er
lebt, wer den Ort liebt, an dem er lebt, wer morgen gehen
könnte, weil er nichts versäumt hat – der ist meist sehr
mutig und in jedem Fall nicht von Burnout bedroht.

 Weitere Hinweise hierzu, insbesondere zu den Über-
gangszeiten im Leben, bietet das Buch *Lebenskrisen als
Entwicklungschancen*.

Natürliche Ernährung
für gute Stimmung

Schutz vor Depressionen

Weltweit wollen die Menschen glücklicher werden. 50 Millionen US-Amerikaner nehmen deshalb das Medikament Prozac, um ihren Serotoninspiegel zu erhöhen. Disco-Kids werfen aus demselben Grund Ecstasy ein. Serotonin, auch »Glückshormon« genannt, steckt auch hinter der Lust auf Schokolade und Bananen. Aber weder Drogen noch Schokolade oder Bananen sind die Lösung.

Serotonin wird vom Organismus aus der Aminosäure Tryptophan hergestellt. Aminosäuren sind im Eiweiß enthalten. Wer nun versucht, durch Fleischessen glücklich zu werden, erreicht aber das Gegenteil. Auch die Einnahme von reinem Tryptophan, wie es als Pharmakon angeboten wird, brachte mir keinen Erfolg. Am besten war noch Ausdauersport bei Rohkosternährung. Durch »Zufall« lernte ich den Mann kennen, der das Geheimnis gelöst hatte.

Er kombinierte drei Tryptophan-reiche Pflanzen aus Lateinamerika, nämlich Topinambur, Amaranth und Quinoa, und erzielte damit verblüffend »stimmungsvolle«

Ergebnisse bei sich selbst, die auch auf andere übertragbar sind.

Mit der Zeit verstanden wir auch das Geheimnis dieser stimmungsaufhellenden und Hunger reduzierenden Mischung, die unter dem Namen »Aminas« bekannt wurde: Das Tryptophan aus der Nahrung gelangt meist gar nicht ins Gehirn, weil es an der sogenannten Blut-Hirn-Schranke in Konkurrenz mit anderen Aminosäuren den Kürzeren zieht. Nimmt man aber zusätzlich etwas Kohlenhydrat zu sich, wird Insulin ausgeschüttet und schafft nicht nur Glucose in Zellen, sondern auch Aminosäuren in Skelettmuskeln – alle außer Tryptophan, das sich wegen seiner Struktur dafür nicht eignet. Nun ist Tryptophan plötzlich konkurrenzlos – seinem Transport ins Gehirn steht nichts mehr im Wege. Genau auf diese Weise funktioniert *Aminas*: Es versorgt das Blut mit einer ausreichenden Menge L-Tryptophan, durch die beigemischten Kohlenhydrate werden konkurrierende Aminosäuren aus dem Feld geschlagen. So gelangt das L-Tryptophan ins Gehirn, wo es in Serotonin umgebaut wird und die Stimmung hebt.

Ähnlich wirkt Ausdauersport, der mit dem Serotonin auch die Stimmung steigen lässt, weil er ebenfalls die Skelettmuskeln für die konkurrierenden Aminosäuren öffnet. Voraussetzung ist aber natürlich ein genügender Anfall von Tryptophan.

Der Weg zu beglückendem Essen und guter Stimmung ist letztlich also sehr einfach: ein morgendlicher Esslöffel *Aminas*-Rohkost nüchtern, viel danach trinken und ca. eine Stunde nichts essen. Neben dieser stimmungsaufhellenden Wirkung hat Serotonin noch viele zauberhafte Auswirkungen von der Verbesserung des Schlafes bis zu der der Haut.

 Mehr über Aminas erfahren Sie unter *www.aminas.de*, sowie in dem Buch *Vom Essen, Trinken und Leben*.

Die spirituelle Integrität des Körpers sichern

Schutz vor Übergriffen
in die Energiekörper

Dass der Körper beatmet, ernährt und bewegt werden muss, ist allen klar. Weniger klar ist, dass er auch des Schutzes für sein spirituelles Wesen bedarf. Wir wissen, dass ein Netz aus Energiebahnen in Gestalt der Meridiane und Wendekreise den Makrokosmos Erde überzieht. Ganz ähnlich durchdringen den Mikrokosmos Mensch Meridiane, oder in indischer Sicht Nadis. In den Chakren genannten Energiezentren am Körper sammelt sich Energie und steuert die subtilen Energieflüsse zwischen diesen Zentren und den ihnen zugeordneten Organen.

Jeder Schnitt und jede Verletzung kann diese Energieströme behindern. Haut ist schnell genäht und verheilt. Der Strom der Körperenergie aber staut sich oft an den Narben, wenn man die Energiebahnen bei Eingriffen und Behandlungen missachtet. Häufig ist deshalb beispielsweise nach dem Fettabsaugen nicht nur der Bauch weg, sondern auch die Energie.

Jeder Eingriff in die materielle Körperwelt ist eine Verletzung subtiler Energiewege. Während wir über die grobstoffliche Körperwelt so gut Bescheid wissen wie über die große weite Welt und die Landkarten der Anatomie den Weltkarten in nichts nachstehen, tappen wir auf der Energieebene noch weitgehend im Dunkeln – zumindest wir im Westen. Viele Chirurgen wissen nichts darüber und glauben nicht einmal daran. Dabei lernt schon jedes Kind, dass Unwissenheit nicht vor Strafe schützt.

Dabei wäre alles so einfach. Seit der Renaissance lernte man sezierend die Organe, die Lymph- und Blutgefäße und die Nerven kennen. Nun ist die Energieebene dran, die sich sogar schon weitgehend messen lässt. Zu glauben, dass Blutgefäße und Kreislauf vor ihrer Entdeckung nicht existierten, wäre ähnlich naiv, wie es das heutige Leugnen der Energiebahnen ist. Ihr körperlicher Schutz ist jedem Einzelnen Auftrag und Pflicht, auch wenn die Schulmedizin wohl noch Jahrzehnte brauchen wird, um die bereits vorliegenden Beweise zu akzeptieren. Es ist wichtig zu wissen, dass hinter jeder Narbe auch eine entsprechende energetische steht und sich so vor äußeren und inneren Narben in Acht zu nehmen. Vor allem aber sollte man sie sich nicht mutwillig chirurgisch zuziehen, wenn es eine andere Möglichkeit gibt.

Schönheitsoperationen rechtfertigen aus meiner Sicht nur in ganz wenigen Fällen solche Eingriffe in den Energiekörper. Sie sind zu vermeiden auf dem Weg, den das Buch *Körper als Spiegel der Seele* eröffnet. Schon entstandene Narben lassen sich äußerlich mit den Methoden der Neuraltherapie behandeln, innerlich mit einer CD wie *Energiearbeit*.

Ein lebendiges Leben!

Schutz vor Langeweile

Carpe diem – nutze den Tag! Dieser Wahlspruch aus alter Zeit findet seinen modernen Gegenpol in der Langeweile. Ein Überfluss an Zeit verleitet dazu, dieselbe totzuschlagen, weil man nichts mit ihr anzufangen weiß. Doch es ist dieselbe Zeit, die so vielen modernen Menschen zum knappsten und kostbarsten Gut wurde. Ein Teil der Menschen hat in immer größerer Hetze und Hektik jedes Ziel aus den Augen verloren – ganz nach dem Satz von Mark Twain: »Kaum hatten wir das Ziel aus den Augen verloren, verdoppelten wir die Geschwindigkeit.« Zugleich leidet ein anderer an zu viel Zeit und langweilt sich fast zu Tode. Wer in einem ungeliebten Job seine Lebenszeit vergeudet, wird das ebenso erfahren wie der Arbeitslose, der sich nicht gebraucht fühlt.

»Langweilig« ist ein Argument des Ego, das monotone Tätigkeiten ablehnt, die den Intellekt nicht fordern. Der will ständig gebraucht werden, sonst reagiert er beleidigt. Die immer gleiche Arbeit, das findet er nervtötend. Dabei sind es genau diese Aktivitäten, die verschiedenste Traditionen als Hilfsmittel auf dem Weg zur Vollkommenheit empfehlen. Im Stile eines Zen-Meisters lehrt Beppo Straßenfeger die Lösung in Michael Endes Roman *Momo*, dem modernen Märchen von der Zeit. Im Angesicht einer endlos langen Straße bleibt einem wahren Straßenkehrer nur eines: immer nur den nächsten Besenstrich ins Auge fassen. So kann er im jeweiligen Augenblick die ganze Straße kehren. Zen in der Kunst des Straßenfegens! Das lässt sich auf jede Tätigkeit ausweiten. Auch das Geheimnis erfolgreicher Sportler liegt in dieser Kunst: immer nur den jeweiligen Ball spielen!

Dieses einfache Rezept für ein Leben im Hier und Jetzt bringt eine ungeheure Lebendigkeit in jeden Moment. Das Leben aber besteht aus einer langen Kette von Momenten. Um also das ganze Leben lebendig zu machen, reicht es, den jeweiligen Augenblick mit vitaler Aufmerksamkeit zu leben. Und das ist auch schon das Ende aller Langeweile. Statt also völlig verkrampft im Wenn und Aber sein Dasein zu fristen, geht es darum, völlig entspannt im Hier und Jetzt zu sein.

Innere Ruhe finden!

Schutz vor Reizüberflutung

Wussten Sie, dass Sie täglich von mehr als hundert Werbe-botschaften beeinflusst werden? Aber dringen diese wirk-lich noch ein? Haben wir nicht längst zugemacht? Eine einzige Tagesschau konfrontiert mit so vielen Horror-meldungen, dass mitfühlende Menschen mehrfach in Tränen ausbrechen müssten. Das tun sie aber nicht. Es muss also eine erhebliche Abstumpfung eingetreten sein, die das meiste abblockt.

Offenbar empfinden wir aber auch die Reize, die wir gar nicht bewusst wahrnehmen, als störend. Millionen Tinnituspatienten, die zu viel um die Ohren hatten, ste-hen dafür. Studien belegen, dass sich der Organismus nur subjektiv, nicht aber wirklich an Lärm gewöhnt. Gegen Stress sind wir dagegen auch subjektiv ziemlich machtlos.

So bleibt als beste Chance, sich Freiräume der Regene-ration zu schaffen. Die Möglichkeiten reichen vom Mit-tagsschlaf über die Tiefenentspannung bis zur Meditation. Deren einfachste und leichteste Form ist die geführte Me-ditation, bei der man gesprochenen Texten auf dem Hintergrund eines Klangteppichs lauscht und so allmählich ein Gefühl für seine eigene innere Stimme entwickelt. Dieser kann man dann folgen und immer mehr gehorchen. Allmählich wird der Zeitraum der Ruhe wachsen, der sich an eine solche Meditation anschließt. Diese Oasen innerer Stille weiter auszudehnen, ist das eigentliche Ziel entsprechender Übungen. Die Erfahrung lehrt, wie leicht das zu erreichen ist, wenn man einige Wochen konsequent bleibt.

Der Weg der Beruhigung inmitten des Trubels verspricht deutlich mehr Erfolg als völliger Rückzug, der zumeist sowieso illusorisch bleibt. Das Aufschieben von Ruhephasen auf einen kommenden Urlaub, ist geradezu gefährlich, zumal die allermeisten Ferienarrangements alles andere als Ruhe und Regeneration versprechen. Der normale deutsche Urlauber braucht geschlagene elf Monate, um sich energetisch vom Sommerurlaub so weit zu erholen, dass er im nächsten Jahr wieder an denselben energieraubenden Ort fahren kann.

Generell viel besser ist die tägliche halbe Stunde Ruhe, die in der Regel schon bald Lust auf mehr macht. Wird die Tageshektik erst von zwei geführten Meditationen in die Zange genommen, steigen die Chancen der inneren Ruhe weiter. Und irgendwann werden die beiden Inseln der Stille zusammenfließen und dem Tag nicht nur einen Rahmen, sondern auch neue Inhalte geben.

 Siehe dazu das Taschenbuch *Reisen nach Innen* und die CDs mit den geführten Meditationen.

Ein Leben lang lernen und wachsen!

*Lernfähigkeit als Schutz
vor Degeneration*

Auch wenn Wachstum und Lernen in unseren jungen Jahren ihren Schwerpunkt haben, lehrt das Leben, dass wir immerfort wachsen und lernen müssen. Wo die Dinge nicht mehr im Fluss und Menschen nicht mehr lernwillig sind, ergeben sich Krisen und Krankheitsbilder. Lernen heißt, die Botschaften aus den Problemen des Lebens herauszulesen, sie wahr- und wichtig zu nehmen und im Leben umzusetzen.

Zu Beginn lernen wir, uns im Körper zurechtzufinden, dann, unsere kleine häusliche Welt zu verstehen, um später diesen Kreis immer weiter auszudehnen, bis wir uns im Idealfall in dieser Welt zurechtfinden. Bereiche wie Partnerschaft und Beruf wollen gelernt werden. Und vor allem ab der Lebensmitte sollten wir uns auch dem seelischen Gegenpol lernend öffnen. Selbst (in Würde) zu altern müssen wir erst lernen in einer Gesellschaft, in der zwar jeder uralt werden, aber niemand alt sein will – was nebenbei gesagt ein sicheres Rezept für Unglück ist. Wenn alle etwas werden wollen, was nachher niemand sein will, werden alle unglücklich. Nach diesem Motto sind zurzeit viele Menschen erfolgreich unterwegs ins hausgemachte Unbehagen. Hier bestünde die einzig wirkungsvolle Therapie im Umdenken: Etwas, was nicht zu verhindern ist, sollte man am besten annehmen und wenn möglich sogar genießen!

Wenn gesundheitliche Probleme auf dem Lebensweg aus dem Widerwillen erwachsen, weiterzulernen, geraten pädagogische Themen in den Mittelpunkt. Bildung ist heute einseitig geworden und hat mit Bildern, geschweige denn inneren, kaum noch etwas zu tun. Der überwiegende Teil unseres Bildungsangebots richtet sich an die linke, männliche Gehirnhälfte und läuft auf Eintrichterung von Information hinaus. Wirkliches Lernen, das zu inneren Bildern und damit echter *Bild*ung führt, müsste sich gleichermaßen an die rechte weibliche Gehirnhälfte wenden, die natürlicherweise mit Bildern, Mustern und Rhythmen umgeht.

Vor allem aber müsste das Lernen die Regeln einschließen. Wer Fußball spielen will, lernt – selbstverständlich – zuerst die Regeln und weiß zum Beispiel, dass in der Halbzeit gewechselt werden muss. Im Leben aber wissen das die wenigsten Menschen, wechseln folglich in den Wechseljahren nicht und wundern sich, wenn sie nach der Lebensmitte nur noch Eigentore schießen. Andere agieren ständig aus dem Abseits und sind erbost, wenn ihre Leistungen und Tore nicht anerkannt werden. Manche projizieren die eigene Ahnungslosigkeit anschließend auch noch auf den Schiedsrichter beziehungsweise Partner, Chef, Präsidenten oder auf Gott selbst. Sie jammern sich durchs Leben und zeigen so, wie wenig sie davon verstanden haben. Je mehr jemand jammert, desto weniger hat er die grundlegenden Regeln und Gesetze verstanden. Wer dagegen die Gesetze des Lebens, allen voran das der Resonanz und Polarität, gelernt hat, wird sich und das Leben leicht nehmen. Ihm werden Flügel wachsen.

Hinweise dazu finden Sie im Taschenbuch *Reisen nach Innen*, zudem eignen sich die Meditationen und Angebote auf den CDs, sich ganzheitlich weiterzubilden.

Sich fordern und fördern!

*Schutz vor Überlastung
und Unterforderung*

Überforderung macht einen Muskel zu dick und zu kurz, sodass er schmerzlich an seinen Sehnen zerrt und diese zu reißen drohen. Auch wenn alle Stricke reißen, wie es so passend heißt, liegt meist eine Überforderung zugrunde. Unterforderung führt dagegen zu Erschlaffung und folglich zu Funktionsverlust. Der angelsächsische Slogan *Use it or loose it* (Nutze oder verliere es) bezieht sich gleichermaßen auf den Darm wie auf das Gehirn und alle übrigen Strukturen und Funktionen unseres Seins. Die größte Beleidigung einer Seele ist ihre Unterforderung, weshalb unterforderte Menschen genauso hohe oder sogar noch höhere Krankenstände aufweisen wie überforderte. Erstere können über die Arbeitslosigkeit in eine Depression rutschen, Letztere tun es über die Zwischenstation Burnout. Es ist eine Tatsache, dass wir im Leben jederzeit auf jeder Ebene degenerieren können, wenn wir unsere Möglichkeiten brachliegen lassen.

Die andere Seite der Medaille besagt, dass wir überall und jederzeit wachsen und uns entwickeln können. Wir brauchen uns nur zu fordern oder von den Umständen des Lebens herausfordern zu lassen, und schon empfangen wir Entwicklungsimpulse, die unseren Fortschritt fördern. Die hier drohende Gefahr ist die Überforderung, wenn man zu schnell zu viel will und es auch noch zu erzwingen versucht. Wer aber seinen Geist kreativ nutzt, wird ihn entwickeln, sodass er immer höheren Herausforderungen gewachsen ist. Noch im fortgeschrittenen Lebensalter ist es so möglich, seinen IQ zu erhöhen, ebenso den EQ. Intellektuelle und emotionale Intelligenz und selbst die des Körpers bleiben ein Leben lang forder- und förderbar, auch wenn die Gesellschaft des Jugendkultes das Gegenteil äußert.

Wo immer wir uns bemühen und unsere Ziele etwas über den gegenwärtigen Fähigkeiten wählen, werden wir im gleichen Maß gefordert wie gefördert. Unsere körperlichen, seelischen und geistig-spirituellen Sensoren reagieren empfindlich und rasch auf fein dosierte Entwicklungsreize. In der Mitte zwischen Über- und Unterforderung liegen Lösung und Erlösung nahe beieinander.

Gesunde Aggression leben!

Schutz vor Wut, Zorn und Rache

Aggression ist nicht nur negativ, sondern eine der Grundkräfte der Schöpfung und absolut *not*wendig, um den Lebenskampf zu bestehen. Wer mit Mut und Einsatz sein Leben in Angriff nimmt, hat mehr davon und wird es eher in den Griff bekommen. Er gebraucht seine Aggression, er wird Entscheidungen fällen und seine und die Kräfte anderer entfesseln, um seine Ziele zu erreichen.

Wo dagegen aggressive Kräfte unterdrückt werden, besteht die Gefahr, dass sie sich in Krankheitsbilder wie Infektionen, Allergien oder sogar Autoaggressionskrankheiten wie Rheuma und Multiple Sklerose verwandeln. Auf diese Weise leben sich Aggressionen ebenfalls aus, nur eben auf der Körperbühne in Kämpfen zwischen Abwehrsystem und Erregern, Allergenen oder symbolträchtigen Geweben des eigenen Körpers. Der Organismus führt dann stellvertretend Krieg. Im Sinne von *Krankheit als Symbol* wäre es sinnvoll, ihn von dieser – für ihn sowieso unlösbaren – Aufgabe zu entbinden. Wenn die Seele ihm diese Themen abnimmt und sie ihren Stellenwert im Bewusstsein bekommen, ist das in jedem Fall besser, als sie weiter auf Körperebene ihr Unwesen treiben zu lassen und die eigenen Kräfte in sinnlosen Stellvertreterkriegen zu erschöpfen.

Aber auch im Bewusstsein gibt es mehr oder weniger geschickte Bearbeitungsebenen. Die unerfreulichen Reaktionen Wut, Zorn und Rachegefühle folgen ebenfalls aus unterdrückten Aggressionen. Mutig zuzupacken, die Herausforderungen des Lebens in Angriff zu nehmen und die heißen Eisen anzupacken, wäre in jeder Hinsicht viel besser. Auch Gelegenheiten, Initiative zu zeigen, sich mutig in neue Lebensbereiche vorzuwagen und mit den vorhandenen Energien zu spielen und seine Kräfte daran zu messen, können wundervolle Möglichkeiten werden, das Aggressionsprinzip auf anspruchsvolle Weise ins Leben zu integrieren. So wäre man vor dessen negativen Varianten geschützt und eröffnete sich zudem Chancen auf große Entwicklungs- und Fortschritte. Das Leben mutig zu wagen, die heißen Eisen anzupacken und entscheidungsfreudig und frisch drauflos zu leben, wird nicht nur mehr Freude machen, sondern auch insgesamt viel mehr in Bewegung bringen. Damit aber erhöhen sich auch die Chancen, voranzukommen und sich der Verwirklichung der eigenen Ziele zu nähern. Aggression als Chance – das wird hier zum Programm und könnte das Motto auf dem mutigen Weg zu den eigenen Lebensthemen und -aufgaben sein.

Zur Vertiefung der hier angesprochenen Themen eignen sich die Bücher *Krankheit als Symbol* und *Aggression als Chance*, zudem die CD *Ärger und Wut*.

Der Weg ist das Ziel!

Schutz vor überzogenem Ehrgeiz

Alle spirituellen Wege haben nur ein Ziel, das sich mit der Mitte eines Mandalas am einfachsten beschreiben lässt. Woher die Wege auch kommen, mit Hilfe welcher Tradition sie verfolgt werden, sie enden alle in der Einheit, die durch den Mitte(l)punkt im Mandala bezeichnet wird.

Natürlich gibt es auch andere Abbildungsebenen für den Entwicklungsweg. Im Hinduismus beispielsweise führt er über die sieben Chakren entlang der Wirbelsäule, in der christlichen Tradition über die sieben Stufen der Jacobsleiter – in beiden Fällen ist mit der Wirbelsäule unsere Weltachse gemeint, an der der Aufstieg gemessen wird. Bei der Verwirklichung geht im einen Fall das Kronenchakra auf, im anderen entwickelt sich ein Schein um den Kopf, der von Heiligen bekannt ist. Bei den Chinesen heißt es, das Jadekissen *Yu Zhen* am Hinterkopf entwickle sich.

Wie unterschiedlich der Weg auch dargestellt wird, die Beschreibungen des Ziels entsprechen sich. Wenn die Worte auch noch so verschieden sind – Himmelreich Gottes, Nirvana, Samadhi –, Erfahrungen reinen Seins zeichnen sich immer dadurch aus, dass keinerlei Widerstand mehr empfunden wird. Umgekehrt lässt sich feststellen: Wer nicht im Zustand der Erleuchtung, also nicht im Augenblick des Hier und Jetzt ist, lebt im Widerstand – also wir alle die allermeiste Zeit.

Ehrgeiz ist Ausdruck von Widerstand gegenüber dem Augenblick, möchte man doch immer schon woanders, in irgendeiner Weise weiter sein als man ist. So wird er zum großen Hindernis auf dem Weg zur Einheit. Diesbezüglich gibt es eine paradoxe und deshalb überaus typische östliche Anweisung in Gestalt von zwei Ratschlägen für den Entwicklungsweg. Der erste Rat lautet: Wisse, dass es keine Chance gibt, die Einheit oder Gott je zu erreichen. Der zweite Rat lautet: Tue so, als wüsstest du nichts vom ersten Rat.

 Nähere Infos zum Mandala als Abbild des Lebensweges finden sich in *Mandalas der Welt*, hilfreich ist auch die CD *Visionen. Den eigenen Weg finden.*

Heiterkeit und Lebenslust entwickeln!

Humor als Schutz vor Trübsinn

Humor ist wie Blut ein ganz besonderer Saft und fast genauso wichtig.

Das klingt erst einmal verwunderlich. Doch Humoralpathologie hieß die alte Lehre von der Harmonie der Körpersäfte, nach der die alte Medizin versuchte, das Gleichgewicht im Organismus zu bewahren beziehungsweise wiederherzustellen.

Der Humor wurde in der modernen Medizin lange missachtet, obwohl der Volksmund immer wusste, dass Lachen die beste Medizin ist.

Ärzte wie Patch Adams, die sich zum Clown machen, können die Tiefe dieser Weisheit an ihren Heilungserfolgen ablesen. Wann immer es gelingt, den Patienten über sich selbst lachen oder innerlich lächeln zu lassen, ist Heilung in Sicht.

Wo der Arzt dagegen über den Patienten – und sei es nur innerlich – lacht, ist alles verloren. Die Bedeutung von Heiterkeit und Fröhlichkeit wurde sowohl in der Medizin als auch in der Religion weitgehend vergessen. Die frohe Botschaft der christlichen Evangelien droht im moralinsauren Sumpf einer ernsten und fast schwermütigen Religion unterzugehen, die Medizin in bitterem Ernst.

Das aus der Mode gekommene Wort Frohsinn mag weiterhelfen. Ein froher Sinn nimmt ganz anders wahr als ein trüber. Fröhlichkeit facht unsere Selbstheilungskräfte an, Trübsinn blockiert sie. Optimismus und Frohsinn sind insofern lernbar, als wir ihnen nur Zeit einräumen müssten. Selbst unmotiviertes Loslachen ist besser als nichts, dabei gibt es so viele Anlässe, gut motiviert zu lachen. Man bräuchte nur die Gelegenheiten suchen, von denen man weiß, dass sie fröhlich stimmen, und Aktivitäten wählen, die erfahrungsgemäß ein Lachen hervorlocken. Niemand hat sich bisher totgelacht, viele aber sind Trübsinn blasend verschieden. Ob wir die ursprünglich frohe Botschaft der Evangelien wieder entdecken oder die Heiterkeit in uns selbst finden, immer sind wir gut beraten, wenn wir das Leben leicht nehmen, wo immer das möglich ist. Papst Johannes XXIII. soll einmal auf die Frage, warum Engel Flügel hätten, geantwortet haben, weil sie sich leicht nehmen. Insofern wäre es nahe liegend, es ihnen nachzumachen und sich und sein Leben möglichst leicht zu nehmen, vieles mit links und damit locker und leicht zu erledigen und sein Leben in sanften Fluss zu bringen. Nicht nur, aber auch die moderne Glücksforschung rät zum Fließen und empfiehlt den Flow-Bereich, in dem wir eins mit unserem Tun und Sein geworden sind. Für ein Wesen, das zu Beginn seines Lebens zu drei Vierteln und am Ende immer noch zu zwei Dritteln aus Wasser besteht, wäre Fließen eigentlich das Natürlichste von der Welt. Humor ist jedenfalls jener Saft, der zumindest mit in unser Leben einfließen sollte.

Siehe auch das Buch von Barbara Rütting: *Lachen wir uns gesund!* Herbig, München 2001.

Die eigene Aufgabe
und den eigenen Weg finden!

Kreativität als Schutz
vor Verirrung

Wer fremde Tugenden zu leben versucht, spielt auf gefährliche Art mit seinem Leben. Aber nur wenige wissen darum und jene, die Tugenden anpreisen und überwachen, wollen nichts davon wissen. Was Krebsärzte als Normopathie, als krankmachende Normalität, bezeichnen, geht in diese Richtung. Unter Krebspatienten sind auffällig viele, die ein Leben lang versucht haben, es allen recht zu machen und von anderen ausgesuchte und empfohlene Tugenden zu leben. Das eigene Spezielle und Originelle, das Individuelle und Persönliche blieb dabei fast immer auf der Strecke (des Lebens).

Fast alle Religionen predigen allgemeine Tugenden unabhängig von der individuellen Person und ihrem Lebensweg. Wer ihnen ohne Rücksicht auf die eigene Lebensaufgabe folgt, riskiert sein Leben in verschiedener Hinsicht.

Zum einen lebt er gar nicht *sein* Leben, zum anderen ist er von Krebs bedroht. Fast die Hälfte der Deutschen bekommt dieses Leiden nach Aussagen der Schulmedizin und wiederum die Hälfte davon erliegt ihm. Daran lässt sich ermessen, was für ein großes gesellschaftliches Problem sich hier auftut.

Der Ausweg läge darin, das eigene Leben zu wagen. Diesbezüglich bedarf es großen Mutes und einer gewissen Kreativität, um überhaupt herauszufinden, was das Eigene ist. Die innere Stimme kann hier wertvolle Dienste leisten. Aber auch der Mut, verschiedene Wege auszuprobieren, wird weiterhelfen. Allein bis man *seinen* Beruf gefunden hat, der einen ruft, weil er Berufung ist, mag es dauern. Da aber jeder bloße Job in die Krise führen muss, lohnt es zu jeder Zeit, auf diesen inneren Ruf zu horchen und ihm dann auch zu gehorchen. Das betrifft nicht nur den Beruf an sich, sondern auch die richtigen Partner im beruflichen, gesellschaftlichen und privaten Umfeld. Gut Ding will Weile haben, weiß der Volksmund. Auf der anderen Seite muss die notwendige Geduld durch Mut und Bereitschaft ergänzt werden, um gute Gelegenheiten und sich bietende Chancen nicht zu übersehen oder zu verschlafen. Die Bibel rät uns wie auch alle anderen heiligen Schriften, in jedem Moment wach und bereit zu sein und mit allem zu rechnen. Christus, heißt es da, könnte uns in jedem und vor allem auch im miserabelsten unserer Brüder begegnen. Wir sollten also neben Geduld, Mut und Kreativität auch Bereitschaft und Achtsamkeit üben. Beim Auskundschaften des eigenen Entwicklungspfades sind sie Gold wert.

Lebensgenuss als Aufgabe!

*Genießen als Schutz
vor Ungenießbarkeit*

»Wer nicht genießt, ist ungenießbar«, besingt Konstantin Wecker eine allgemein bekannte Erkenntnis. Wenige aber ahnen wohl, dass Genuss und Ekstase auch zu unseren Lebensaufgaben gehören. So wie uneingestandene dunkle Seiten der Seele zum Schatten werden, der uns an der Selbstverwirklichung hindert, können auch ungelebte lichte Seiten ein Schattendasein führen. So wäre es denkbar, dass der Hüter der Schwelle, von Christen in der Gestalt des Petrus dargestellt, dereinst auch all die fehlenden Orgasmen, die ungelebte Ekstase, Begeisterung, den nicht erlebten Rausch und all die dem Leben schuldig gebliebene Sinnenfreude einfordern wird. Viele dürften zum Ausgleich dieser Defizite auf entsprechende »Ehrenrunden« zurück auf die Erde geschickt werden, die offenbar die Spielwiese ist, auf der wir derlei Erfahrungen machen sollen. Auch lichter Schatten ist Schatten. Und nur wenn sich unser »Ich« mit dem Schatten vereinigt, kann Erleuchtung geschehen, können wir Ganzheit verwirklichen und Erfüllung finden.

Die dunklen Schatten mit Licht zu erfüllen ist in jedem

Fall eine anspruchsvolle Aufgabe, selbst mit so fortgeschrittenen Techniken wie der Reinkarnationstherapie.
Wie schade wäre es da, an so angenehmen Themen wie
Genuss und Liebe, Sinnenfreude und Hingabe vorerst zu
scheitern und sich ein Nachsitzen in der Schule des Lebens zu verdienen. Um dem vorzubeugen, wäre es nahe
liegend, Genuss nicht länger aufzuschieben, sondern sofort damit zu beginnen. Das Leben lässt sich auch einfach
so und scheinbar ganz sinnlos genießen, in den kleinen
Dingen und in den großen sowieso. Jeder Schritt und jeder Atemzug können Genuss sein. Sind sie krankheitsbe-
dingt behindert, wird uns das am darin erlebten Mangel
schnell klar. Auch wenn etwas schon Verlorengeglaubtes
zurückkehrt, können wir das erleben und lernen. Wir
brauchen aber auf diese Gelegenheiten – unangenehm
oder schön – nicht zu warten, sondern können uns
schicksalshafte Zwangsbelehrungen ersparen: durch wa-
ches bewusstes Leben und Genießen.

Im Fluss bleiben!

Regsamkeit als Schutz
vor Erstarrung

Vorbeugen ist besser als gar keine Bewegung, wissen schon Kabarettisten. Sich regen bringt Segen, weiß der Volksmund. Physisch ist alles ganz einfach. Wir haben keine Wahl, ob wir uns bewegen oder nicht, denn wer sich gar nicht bewegt, geht sang- und klanglos ein – in körperlicher, seelischer und geistiger Hinsicht.

Wie ein Muskel, der nicht mehr benutzt wird, bilden sich offenbar auch ein nicht geforderter Darm und ein entsprechendes Gehirn zurück. Der nicht mehr geübte Geist verfällt, das in seelischer Hinsicht ungenutzte Herz verkommt ebenso wie das physische, wenn es nicht gefordert wird. Der durch ballaststoffarme raffinierte Nahrung unterforderte Darm wird träge und faul, sein Besitzer verstopft.

Was wir im Körper fordern, wird automatisch gefördert, und das gilt in gleicher Weise für Geist und Seele. Bewegung hält beweglich, Ruhe macht ruhig. Stur- und Starrheit machen starr und leblos. Der bewegliche Körper wird zu einem wundervollen Haus für eine Seele, die sich ein Leben lang entwickelt. Diese bereitet einem Geist das

Feld, der sich in spirituelle Dimensionen wagt und den Sinn des Lebens nicht nur findet, sondern auch zu verwirklichen sucht. Ständig im Fluss sucht solch ein Geist nach Höhe, ähnlich wie das Wasser eines Baches immer neue Wege in die Tiefe sucht und findet.

Der suchende Geist wird auch das Prinzip der Vorbeugung entdecken, das heißt, er lässt sich nicht vom Schicksal zu seinen Lernschritten zwingen, sondern unternimmt sie freiwillig – er macht sich auf den Weg. Ermahnungen des Lebens in Form von Symptomen, Problemen und Katastrophen werden so vorweggenommen, Leid wird solcherart weitgehend überflüssig. Beweglichkeit ist nicht die einzige, aber eine der zentralen Eigenschaften eines wachen bewussten Geistes. Das erwähnte Wasser bietet eine schöne Analogie: Gesund ist es vor allem, wenn es fließen und sich mit der Umgebung austauschen kann. Ständig in Bewegung bleibt es frisch und erfrischend, regenerierend und lebendig. Immer wach im Hinblick auf anstehende Lernaufgaben, so wird der Geist zu seiner Zeit für alle Zeit erwachen.

Regeneration und Ausgleich

Die Ein-Minuten-Pause als Schutz vor dem »Robotern«

Wenn das Leben zu pausen- und atemlosem Dahinhetzen verkommt, wird das Ende erstens absehbar und zweitens schrecklich. Selbst für große Lebensübergänge bleibt dann kaum Zeit und zentrale Lebensthemen werden verpasst.

Auf die Frage, wie er die Lebensmitte bewältigt habe, antwortete ein prominenter Talkshowgast: »Dafür hatte ich keine Zeit.« Er bekam Beifall – und hatte doch nur die entscheidende Kurve im Leben verpasst.

Unterbrechungen und Pausen sind auch Bilanzzeiten und von daher oft wenig beliebt. In der Arbeitswelt wie im Privatleben werden sie rigoros zusammengestrichen. Die viel zu späte Pause bestraft oft mit Krankheitssymptomen. Der Organismus ergreift die Gelegenheit, alte unfertige »Baustellen« in Ordnung zu bringen. So kann ein Urlaub zur rechten Zeit ein großer Genuss sein, zu späte Ferien aber können die vorher unterdrückten Probleme zu Bewusstsein bringen. Wo solche Zeiten gänzlich ausfallen, holt der Organismus sie sich über krankheitsbedingte Auszeiten.

Schon um der großen Unterbruchszeiten des Lebens willen, lohnt es sich, kleine und größere Pausen zu machen. Wer mittags eine halbe Stunde schläft oder meditiert, wird am Nachmittag Energie haben.

Wer dagegen durchrobotert, kann in der zweiten Tages- (und Lebens-)hälfte wenig fertigbringen, weil er – vielleicht ohne es noch recht gemerkt zu haben – selbst längst fertig ist.

Selbst kleine Pausen von einer Minute Dauer können Wunder wirken, wenn sie bewusst genutzt werden. Der Sekundenschlaf beim Autofahren, der nicht nur das eigene Leben in Gefahr bringt, sondern auch auf verblüffende Weise wach macht, zeigt es. Beim Schlüsseltrick wird aus der Not eine Tugend: Sind Sie beim Autofahren müde geworden, sollten Sie sofort anhalten. Ziehen Sie den Zündschlüssel ab und behalten Sie ihn, während Sie sich dem Schlaf hingeben – in der Hand. Wenn der Schlüssel nach wenigen Minuten hinunterfällt, werden Sie erwachen und können erfrischt und meist erstaunlich munter weiterfahren.

Das klappt natürlich auch im Büro oder zu Hause, wenn eine bleierne Müdigkeit Sie daran hindert, das zu tun, was zu tun ist.

Es hat sich bewährt, spätestens nach neunzig Minuten – egal, bei welcher Tätigkeit – eine dieser kurzen Pausen einzulegen und mit kleinen Übungen zu füllen.

Eine sehr einfache wäre es, mit der einen Hand eine liegende, mit der anderen zugleich eine stehende Acht in die Luft zu malen. Mit solcherart Bewusstseinsgymnastik entwickeln sich wie beim Jonglieren die Koordinationsfähigkeit, die Flexibilität und sogar die Intelligenz, Letzteres allerdings nur so lange, wie man die Übung lernt.

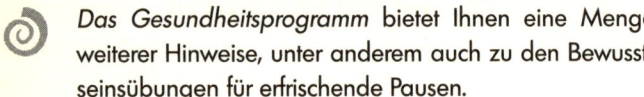 *Das Gesundheitsprogramm* bietet Ihnen eine Menge weiterer Hinweise, unter anderem auch zu den Bewusstseinsübungen für erfrischende Pausen.

Den Sinn des Lebens finden!

Schutz vor Sinnlosigkeit

Nur wo Sinn ist, kommt auch Perspektive ins Leben. Wer keinen Sinn findet, wird auch sich und sein Leben irgendwann sinnlos finden. Insofern wird die Sinnfindung zum entscheidenden (Wende-)Punkt im Leben.

Menschen, die leben, haben Ihren Sinn gefunden. Die anderen überleben lediglich so eben. Anders eine sogenannte Überlebenspersönlichkeit, die noch die unmenschlichsten Situationen bewältigt. Sie zeichnet sich dadurch aus, dass sie Sinn gefunden hat. Wenn Gefangene extreme Qualen überlebten, wie Viktor Frankl oder Vladimir Lindenberg im KZ, war es der Sinn in ihrem Leben, der sie durchhalten ließ. Beide haben das in ihren späteren Werken belegt. Viktor Frankls Logotherapie baut so auch wesentlich auf der Sinnfrage auf.

Unter den amerikanischen Soldaten, die die brutale Kriegsgefangenschaft unter dem Vietcong überlebten, waren es nicht etwa die am besten trainierten Mitglieder der Seals und Marines, jener legendären Specialforces, sondern vor allem diejenigen, die einen über den Krieg hinausgehenden Sinn in ihrem Leben hatten, beispielsweise Männer, die ihre Kinder oder Frauen wiedersehen wollten. Die Sinnfrage frühzeitig zu stellen, kann zur alles entscheidenden Lebensfrage werden und manchmal sogar zur Überlebensfrage.

Sinnstiftende Maßnahmen wie die Deutung zurückliegender einschneidender Lebensereignisse mit all ihren Problemen, Krankheitsbildern und Katastrophen gehört ebenso in diesen Bereich wie das Klären der großen Fragen des Lebens: Woher komme ich? Wohin gehe ich? Erstere zielt auf die *religio*, die Rückbindung zum Urgrund, die zweite auf das Lebensziel, beide zusammen ergeben den Sinn des Ganzen.

Nur wer sich Zeit nimmt zum Verweilen und lernt, nach innen zu horchen, kann hoffen, Antworten aus der eigenen Seelentiefe auf die existenziellen Fragen zu finden. Inhalt, der inneren Halt gibt, braucht Zeit und Innehalten, um sich zu entwickeln. Er will ständig mit Lebensenergie genährt werden.

Loslassen auf dem Weg

*Die Fähigkeit loszulassen
als Schutz vor Stagnation*

Loslassen ist die Lösung für so viele Probleme. Der Spitzenmanager und Bluthochdruckpatient muss es ebenso lernen wie die stressgeplagte Hausfrau und Mutter überdrehter oder hyperaktiver Kinder. Für die meisten modernen Krankheitsbilder vom Tinnitus bis hin zu Orgasmusproblemen wäre es der Ausweg. Die Süchtigen der Drogengesellschaft suchen und finden es auf ihre Art. Die Bürger verachten sie dafür, ohne selbst von ihrem Nikotin und Alkohol loslassen zu können. Wie viele können nicht einmal mehr einschlafen, weil sie nicht mehr loslassen können? In der Analogie wird neben der Nacht auch das Sterben zum Drama.

Loslassen ist längst auch das Zauberwort der spirituellen Szene und findet immer stärker Eingang in moderne Psychotherapien. Allein es ist schwer zu »machen« und für den typischen Macher unserer Gesellschaft bleibt es eines der ganz großen Geheimnisse.

Die Wissenschaft kümmert sich dagegen gar nicht darum – abgesehen von pharmakologischen Lösungsvorschlägen. Immerhin haben jederzeit über hundert Millionen Menschen der westlichen Welt Diazepin, den Grundstoff von Valium, im Blut, das gängigste Psychopharmakon.

Dabei wäre es so einfach, jedes Tier kann es und an kleinen Kindern lässt es sich auch noch beobachten. Sie gehen ganz im Augenblick des Hier und Jetzt auf, während Erwachsene dieses Ziel, entspannt im Hier und Jetzt anzukommen, immer häufiger verfehlen und sich stattdessen völlig verspannt im Wenn und Aber verlieren.

Wo immer wir üben, im Moment anzukommen, mit jeder Meditation und jedem Versuch, bewusst zu sein und zu leben, wächst die Chance auf echtes Loslassen. Auch Erleuchtung ist nichts anderes als Loslassen – ein »großer Orgasmus mit der Schöpfung«, wie Osho einmal sagte.

Siehe auch *Die Leichtigkeit des Schwebens* und *Reisen nach Innen*.

Urvertrauen als Basis des Lebens

Selbstvertrauen
als Schutz vor Mutlosigkeit

Selbstvertrauen ist *der* Schlüssel zum Erfolg im Leben. Es gründet auf jenem Urvertrauen, das ganz zu Beginn des Lebens in den ersten Monaten der Schwangerschaft entsteht. Noch völlig eins mit der Mutter macht das Ungeborene in seinem Fruchtwasserparadies Erfahrungen von unbeschreiblicher Weite und Offenheit, von vollkommener Geborgenheit und Einheit. Wenn diese Zeit in ungestörter Harmonie verläuft, schenkt sie dem Kind seine wichtigste Mitgift.

Wo das aber – wie so oft – nicht der Fall ist, fehlen mit den Einheitserfahrungen ruhiger Ekstase und grenzenloser Weite auch Urvertrauen und in der Konsequenz Selbstvertrauen. Die beste Chance liegt dann nicht in funktionalen Maßnahmen wie Selbstsicherheitstrainings, Rhetorikseminaren oder Fachfortbildungen, sondern in der Suche nach eben diesen Einheitserfahrungen, die zu Beginn des Lebens zu kurz kamen. Im Rahmen spiritueller Exerzitien und Meditationen können sie einem zufallen, wenn man sich ganz dem Augenblick des Hier und Jetzt ergibt. In solchen Momenten erlebt die Seele sich selbst und die Welt um sich im Licht einer neuen tieferen Wirklichkeit. Vor allem aber tankt sie jenes tiefe Vertrauen zu dieser Schöpfung und dem eigenen Ursprung, das zu Recht Urvertrauen heißt. Ein einziges Eintauchen in diese Situation ist unbezahlbar und wird sich auf die Dauer auch im täglichen Leben auszahlen, weil das daraus erwachsene Selbstvertrauen die beste Ausgangslage für alles weitere schafft.

In *Die Leichtigkeit des Schwebens* sind verschiedene Übungen auf dem Weg zur Einheit beschrieben. In *Lebenskrisen als Entwicklungschancen* ist diese erste Phase des Lebens ausführlich in ihrer Wichtigkeit und mit ihren Chancen dargestellt.

Alte Wunden
als neue Energiequellen

*Das Überwinden der Vergangenheit
als Schutz vor Stagnation*

Nur wenn das Alte zum Dünger des Neuen wird, kann jener Humus oder Mutterboden entstehen, auf dem der *homo sapiens* seinem Namen die notwendige Ehre machen und Weisheit erreichen kann. Wie aus den toten Leibern vorausgegangener Pflanzen fruchtbarer Humus entsteht, müssen auch die alten überlebten Themen zum Kompost eines neuen energievollen Lebens werden. Dazu aber müssen sie endgültig verdaut, gestorben und losgelassen sein.

Solange sie noch Gedankenkraft – und sei es unbewusste – absorbieren, können sie nicht sterben und losgelassen werden und so auch nicht zur Basis neuen seelischen Wachstums werden. Wie sie aber endgültig sterben lassen? Dazu müssen sie noch einmal in den Mittelpunkt treten, etwa im Rahmen einer Psychotherapie, um bewusst gemacht, akzeptiert und verarbeitet zu werden. Dabei löst sich in ihnen gebundene Energie und steht anschließend wieder dem Leben zur Verfügung. Eine Methode, wie beispielsweise die Reinkarnationstherapie, geht den Weg weit zurück in der Zeit nur, um wirklich frei von allen alten Bindungen zu machen und den Menschen im Augenblick ankommen zu lassen.

Solch ein Schritt zurück ist zugleich ein wirksamer Schritt nach vorn. Das muss nicht immer angenehm sein, es wird aber niemals so schlimm, wie es bei der ursprünglichen Entstehung des Problems war. Frei zu werden von all den alten Knoten, die sich mit der Zeit zu Barrieren und Blockaden ausgewachsen haben, gibt dem Leben jene überfließende Energie, die es zu einem wirklichen Genuss macht.

 Infos zur Reinkarnationstherapie finden sich unter *www.dahlke.at*

Schatten als Chance

*Schutz vor der unbewussten
Herrschaft des Dunklen*

»Wenn du deinem Schatten hinterherläufst, wird er dir immer vorauseilen. Wandle vielmehr im Licht und dreh dich langsam um, dann wirst du sehen, dass dein Schatten dir folgt.« Dieses hinduistische Sprichwort drückt wundervoll einfach aus, dass es darum geht, dem Licht entgegenzugehen. Wer sich von ihm entfernt, läuft buchstäblich seinem eigenen Schatten nach, und dieser wird dabei nur länger und bedrohlicher. Wer sich auf den Weg in die Finsternis begeben hat, wird unweigerlich den wachsenden Schatten folgend in der Hoffnungslosigkeit landen. Geht man aber auf die Lichtquelle zu, wird der Schatten kürzer, bis man schließlich ganz im Licht steht und er unter einem verschwindet.

Streben wir also dem Licht zu, wird der Schatten auch immer mit von der Partie sein und uns folgen. Das sollten wir niemals vergessen, denn ein ignorierter und verdrängter Schatten wird erst richtig gefährlich. Wer seinen Schatten nicht beachtet, läuft Gefahr, sein Opfer zu werden. Der gewaltsame Tod fast aller bedeutenden Friedenspolitiker ist schrecklicher Beleg dafür.

Je mehr wir aber vom dunklen Schattenbereich durchlichten, das heißt bewusst machen, desto eher landen wir im Licht der Erleuchtung. Bewusstheit ist das Licht, das die Dunkelheit des Schattens aufhebt. Je mehr Schatten wir durch bewusstes Leben oder beispielsweise Psychotherapie auflösen, desto mehr Licht wird erstrahlen. Wer auf das Licht zugeht, wird sich seines Schattens dabei immer stärker bewusst werden. Im Licht der Erkenntnis wird die Unbewusstheit besiegt. Schattenbewältigung ist somit der entscheidende Beitrag zur Verwirklichung des Lichts.

Demut als Wegzehrung

Bitten und Beten
als Schutz vor Hochmut

Dass Beten und Bitten auf dem Weg zur Einheit mit Gott helfen, wissen alle Religionen und ahnen die meisten Menschen. Neu sind dagegen wissenschaftliche Belege für die Wirksamkeit des Betens. Herzkranke Menschen, für die gebetet wurde, hatten nachweislich bessere Überlebenschancen als ihre Leidensgenossen, die diese betende Behandlung nicht genossen. Interessanterweise wussten weder die Patienten, dass für sie gebetet wurde, noch kannten die Betenden die Begünstigten ihrer Fürbitten persönlich.

Bittet, so wird euch gegeben, weiß die Bibel. Wer aber bitten kann, hat bereits bemerkt, dass er es aus eigener Kraft nicht schafft und Hilfe benötigt. So setzen Bitten ebenso wie Gebete Demut voraus. Man muss vom Schicksal bereits weichgeklopft worden sein, um zu wissen, dass man die Hilfe von höherer Stelle braucht.

Der Osten würde sagen, das Gesetz des Karmas arbeitet an uns und macht uns reif für die Demut, aus der allein sich Befreiung ergibt. Der christliche Westen weiß ebenso, dass Demut Reife voraussetzt, die erst die Gnade der Erlösung ermöglicht.

Zwischen der östlichen Lehre der Vorherbestimmung und dem westlichen Freiheitsglauben besteht kein Widerspruch, und so löst er sich auch zwischen Karma und Gnade. Denn um für die Gnade reif zu werden, brauchen wir geradezu unser Karma. Es ist der Dünger der Befreiung. Der Weg dorthin ist uns bestimmt. Wir haben lediglich die Freiheit zu beliebig vielen Umwegen.

Andererseits können wir durch die Erkenntnis der Lebensgesetze Abkürzungen wählen und den Weg einfacher gestalten. So ist Demut, wie in der berühmten Zeile des Vaterunsers »Dein Wille geschehe« ausgedrückt, eher eine Frage der Intelligenz als des Glaubens. Denn Sein Wille geschieht in jedem Fall.

Die Mitte als Ziel

Meditation und Medizin
als Schutz vor Verlust der Mitte

Dass *Mediz*in und *Medit*ation einmal dasselbe Ziel, nämlich die Mitte, hatten, verrät heute nur noch der gemeinsame Wortstamm. Worte für Heilmittel wie das lateini-
sche Re-*medi*um oder das englische re*medy* deuten noch
auf dieses alte, allen Anstrengungen auf dem menschlichen Entwicklungsweg gemeinsame Ziel.

Es ist am schönsten im Mandala, dem Symbol der Welt
und ihrer Mitte, ausgedrückt. Diese kreisrunde Struktur
taucht in fast allen Kulturen auf, von den Rosenfenstern
der Gotik bis zu den Tankas des Ostens. Darin bildet sich
auch der menschliche Entwicklungsweg ab. »Von hier
nach hier« führe der Weg, heißt es im Osten und »hier«
bezeichnet die Mitte. Aus der Mitte in die Mitte verläuft
die Entwicklung. Wir kommen aus der Einheit und müssen hinaus an den Rand, um uns *die Welt untertan zu ma-*
chen. Dort sollten wir umkehren und *wieder werden wie*
die Kinder, das heißt, uns zur Mitte zurückbewegen. Das
ist der Weg des verlorenen Sohnes, des Buddha Gautama,
der Weg Parzivals und Odysseus.

Der Lebensweg im Mandala ist der Lösungsweg für

alle menschlichen Schwierigkeiten, denn in der Mitte – als Symbol der Einheit – hört die Macht der Polarität, der Welt der Gegensätze, auf und damit erübrigen sich auch alle Probleme.

So wie der Indianer seine symbolische Medizin noch heute um den Hals trägt, wollte uns früher die Medizin zur Mitte zurückbringen. Krankheit wurde damals noch als Verlust der Mitte erkannt. Meditation hat bis heute das Ziel, diese zurückzugewinnen, sie ist von daher ein wundervoller Weg, das Leben zu bewältigen.

Weitere Anregungen hierzu finden Sie in *Mandalas der Welt* sowie auf der CD *Mandalas.*

Träume als Psychotherapie

Schutz vor Verwirrung
und seelischem Chaos

If you can dream it, you can do it – »Wenn du es träumen kannst, kannst du es tun«, sagte Walt Disney und verwandelte seinen Kindertraum in ein Reich traumhafter Seelenbilderwelten. Ebenso gilt auch: Wir können nie etwas tun, was wir nicht träumen können.

Solange ein Patient von sich selbst als einem gesunden Menschen träumen kann, ist noch Hoffnung. Es ist auch das Geheimnis besonderer Menschen, dass sie ihre Träume wahr machen. Ihre inneren Bilder verbinden sich mit dem unerschöpflichen Reservoir der Nacht und fördern die Träume der ganzen Menschheit.

Unsere heutige Welt hat sich ganz dem männlichen Archetyp verschrieben. Sie stützt sich auf Leistung und Effizienz und vergisst zu oft die Seelenbilderwelt der Träume. Sie bringen nichts, sagt das Vorurteil und: Träume seien Schäume. Aber hinderte man Menschen am Träumen, würden sie spätestens nach sieben Tagen verrückt, sähen Traumbilder mit offenen Augen und hörten Stimmen, die sonst niemand hört. So sind es die Träume der Nacht, die vor Wahnsinn schützen, weil sie uns helfen, den vergangenen Tag und sogar das vergangene Leben zu verarbeiten. Träumend bewältigt die Seele die zurückliegenden Ereignisse des Tages und versöhnt neue Bilder mit den alten der Lebens- und den uralten der Menschheitsgeschichte.

Träume eröffnen den Zugang zu den mythischen Räumen der Vorfahren, zu Seelenbilderwelten frühester Zeiten – sie sind Brücken über die Zeit. Aus diesem allen Menschen gemeinsamen Bilderschatz lebt die Seele – mehr als wir uns träumen lassen. Das ganze Leben könnte Traum sein: »Als er erwachte, wusste Wang nicht, war er Wang, der geträumt hatte ein Schmetterling zu sein, oder ein Schmetterling, der gerade träumte Wang zu sein.« Letztlich geht es darum, seine Träume zu leben, nicht sein Leben zu träumen!

 Weitere Informationen im Taschenbuch *Reisen nach Innen*.

Rituale als Hilfen auf dem Weg

Schutz vor Gewohnheit
und Routine

Den Alltag zum Ritual zu machen ist eine faszinierende Möglichkeit des bewussten Entwicklungsweges. Gewohnheiten durchziehen jedes Leben in großer Zahl. Wer sie aber in Rituale wandelt, wandelt zugleich sein Leben.

Es hat einen Grund, warum Rituale so vielen Traditionen wichtig waren und immer noch sind. Eigentlich sind es nur die Menschen der Moderne, die Rituale gering schätzen, dabei ist auch unsere heutige Welt noch voll davon, wenn wir an die Abläufe in einer Klinik oder Praxis denken, an Gerichtsrituale und all die Zwangsrituale, die unseren Alltag bestimmen.

Die Wirksamkeit von Ritualen verdeutlicht auch die katholische Beichte. Wohl weil sie diese einfache Form der Entlastung hat, ist die katholische Landbevölkerung – was psychosomatische Krankheitsbilder angeht – die gesündeste Bevölkerungsgruppe in Deutschland. Man bekennt seine Verfehlungen und erlangt Verzeihung.

Das katholische Eheritual zeigt, wie bindend Rituale sind. Was Priester im Namen Gottes zusammenfügten, können weltliche Richter nicht mehr wirklich lösen. Und so bleibt dann nicht selten ein Platz besetzt, *bis dass der Tod* die beiden *scheidet*. Katholische Heiraten halten so länger, auch wenn die Eheleute das schon längst nicht mehr wollen. Krampfhafte Versuche, wie private Scheidungsrituale, zeigen diese starke, über den Willen hinausgehende Bindungsenergie von gültigen Ritualen.

Mit dem Wissen um die Bedeutung des Rituellen ließen sich vom Duschen am Morgen bis zum Händewaschen vor dem Essen aus Gewohnheiten Rituale machen. Letzteres könnte die Unterbrechung zwischen Arbeit und Mahlzeit betonen und dem Essen wieder jenen Rahmen geben, der früher durch Tischgebete gesichert war. Jedes Essen wird so aufgewertet, ohne dass äußerlich viel zu ändern ist. In dieses Verwandlungsspiel ließe sich jeder Händedruck einbeziehen, jedes Überschreiten einer Schwelle und das Zubettgehen, aber auch jeder Toilettenbesuch und jeder Gruß. *Grüß Gott* oder *Guten Tag* sagen wir so dahin, ohne es zu meinen. Aber wir könnten einfach anfangen, es im Wortsinne zu meinen – und ein Ritual wäre geboren. Dann würde auch klar werden, was für ein himmelweiter Unterschied beispielsweise zwischen der bayrisch-österreichischen Aufforderung, Gott zu grüßen, und der lapidaren norddeutsch gebräuchlichen Kurzform »Tach« besteht.

Helfen als Weg

Schutz vor Selbstgerechtigkeit

Helfen ist viel leichter als Hilfe annehmen und es fühlt sich deutlich besser an. Da stellt sich die Frage, warum nicht viel mehr geholfen wird. Wahrscheinlich probieren es einfach zu wenige aus. Wenn die Bibel sagt, Geben sei seliger als Nehmen, dürfte etwas Ähnliches gemeint sein. Hilfe geben fühlt sich jedenfalls seliger an als Hilfe annehmen. Wer Hilfe braucht, wird sie meist auch annehmen können. Aber manchmal sind Menschen sogar dazu zu stolz und gehen lieber unter, als sich unterstützen zu lassen.

Helfen ist dagegen sehr leicht und wird immer leichter, je mehr Menschen und Tieren es schlechter geht. Allerdings hat dieses Helfen ebenfalls eine dunkle Seite in der Selbstgerechtigkeit und kann darüber zur Falle auf den Entwicklungsweg werden: Denn wer hilft, ist in einer stärkeren Position als der Schwache, der Hilfe braucht. Daraus könnte der Stärkere seine grundsätzliche Überlegenheit ableiten und sich über den Schwächeren stellen. Dann landet er mitten in der Selbstgerechtigkeit, er benutzt den Hilfsbedürftigen für seinen eigenen Egotrip.

Nach dem Gesetz des Lebens, das sich im Tarot als *Rad des Schicksals* zeigt, verläuft alles in wellenförmigen Rhythmen. Wer heute oben ist, kann morgen schon unten sein und umgekehrt. Auch wenn es uns oft am Überblick mangelt, diesen Rhythmus zu erkennen, könnte die Erkenntnis dieses Gesetzes doch besser als alles andere vor Selbstgerechtigkeit schützen. Helfen könnte zu einem Weg der Befreiung werden. Eigentlich müssten die Helfer sogar denjenigen dankbar sein, denen sie helfen dürfen, denn es geht ihnen selbst dadurch deutlich besser – und hoffentlich natürlich zusätzlich auch denen, die die Hilfe erhalten. In der modernen Sprache ausgedrückt hätten wir damit eine eindeutige Win-win-Situation.

Hilfe annehmen lernen

Schutz vor Hybris

Als einzige Hybris galt den Griechen in der Antike die Auflehnung gegen die Götter. Doch gerade sie wurde als notwendig erachtet, wenn Menschen sich entwickeln und wie ein Gott werden wollten. Das klassische Beispiel für Hybris bietet Prometheus, der sich gegen die Götter und auf die Seite der Menschen stellt, indem er ihnen das den Göttern zuvor entwendete Feuer schenkt. Er wird schwer dafür bestraft und kann schließlich doch Hilfe und Erlösung finden. Zu seinem Glück ist er durch die harte Strafe so demütig geworden, dass er die dargebotene Hand ergreifen und die Hilfe annehmen kann.

Sich helfen zu lassen, ist die einzige Chance des Menschen auf dem Weg zu Gott. Denn obwohl er immer selbst gehen muss, kann er es nie ganz allein schaffen. Was wie ein Paradoxon klingt, ist eine Erfahrung, die sich bis in die Drogentherapie hinein bewahrheitet. »Du kannst es nicht allein schaffen, aber nur du allein kannst es schaffen«, formulierte ein erfahrener Helfer aus diesem Bereich.

Der Mensch, der sich selbst ehrlich und offen anschaut, muss erkennen, dass er in Gottes Hand ist und sein Weg auf Ihn beziehungsweise die Einheit zielt. Fast alle Traditionen sind sich einig, dass Hilfe von oben beziehungsweise von innen notwendig ist. Auch die christliche Tradition weiß darum, dass das Himmelreich Gottes in uns liegt. Sie weiß auch, dass es den Menschen so unendlich schwerfällt, den Schlüssel zu ihrer eigenen Seligkeit zu finden. Der antike Mythos behauptet, der (Sonnen-)Gott Apollon habe ihn extra im Herzen der Menschen versteckt, weil sie dort zuletzt suchen würden.

Diese Tatsache, dass Hilfe oder Gnade notwendig ist, entbindet den Menschen jedoch keinesfalls von der Verpflichtung, sich selbst zu bemühen, ja er muss sogar lernen, um Hilfe zu bitten und an sie zu glauben. Christus fragt jeden Kranken vor der Heilung, ob er glaube, dass ihm geholfen werden könne. Bittet, so wird euch gegeben, heißt es im Evangelium. Goethe formuliert gegen Ende seines *Faust II*: »Wer immer strebend sich bemüht, den können wir erlösen.«

Hindernisse zum Dünger
auf dem Weg machen

Schutz vor Opferhaltung
und Projektion

Stellen sich uns Hindernisse in den Weg, können wir verzweifeln und aufgeben – oder wachsen und schließlich darüber hinauswachsen. Wenn das Leben eine Schule ist, wie viele Traditionen annehmen, können wir jahrein, jahraus und an jedem Tag noch viel mehr lernen als all die konkreten Dinge, die uns die Schule unserer Kindheit und Jugend vermittelt hat. Lehrende stellen ihren Schülern absichtlich Hindernisse in Form von Aufgaben, Prüfungen und Herausforderungen in den Weg, nicht um sie zu strafen, sondern um ihnen Herausforderungen zu geben, an denen sie wachsen können. Sie sollen lernen, diese Schwierigkeiten aus eigener Kraft und mit Kreativität zu überwinden.

Andere, vor allem östliche Traditionen glauben, dass das Leben eher ein Spiel sei. Wenn das so ist, sollten wir wenigstens die Regeln verstehen lernen. Und auch dann stellen wir fest, dass bei diesem wie bei jedem anderen Spiel bestimmte Hindernisse zu überwinden sind, bevor man gewinnen kann. Wobei das Siegen nicht einmal der springende Punkt ist, denn manche Spiele sind gar nicht zu gewinnen. »Diese Spiel kannst du nicht gewinnen, nur spielen«, sagt Bagger Vance und meint bei Gott nicht nur Golf.

Die Gefahr liegt darin, die Hindernisse für unüberwindlich zu halten und in die Resignation der Opferhaltung zu fliehen. Das arme Opfer hat sich im ungeschicktesten Sinn eben gerade nicht seinem Schicksal ergeben. Es verweigert seine schicksalshaften Aufgaben. Re-signieren heißt wörtlich, die Unterschrift (unter das Leben) zurückzuziehen. Die nächste Eskalationsstufe wäre die Projektion, die Verschiebung der Schuld am eigenen Aufgeben auf andere – manchmal sogar auf Gott.

Die Lösung liegt darin, sich dem eigenen Schicksal in dem Sinne zu ergeben, dass man in den Hindernissen Prüfungen erkennt, die zum Wachsen gedacht und geeignet sind. So werden Herausforderungen zu Meilensteinen unserer Entwicklung und zum Dünger auf dem Weg der Befreiung.

Danken lernen

Dankbarkeit als Schutz
vor Hochmut

Weniges fühlt sich so erlösend an wie Dankbarkeit. Und »Es gibt immer Gründe zu danken«, sagt Bruder David Steindl-Rast, ein Mönch, der sein Leben der Kontemplation verschrieben hat. Dabei meint er vor allem die kleinen Dinge des Lebens wie genügend frische Luft und gutes Wasser. Allein wer genug Lebensmittel hat und ein verlässliches Dach über dem Kopf, hat schon genug Gründe für Dankbarkeit, gehört er doch bereits zu einer kleinen privilegierten Minderheit auf diesem überfüllten Planeten. Aus buddhistischer Sicht hätte sogar jeder, der einen Körper hat, in dem er sich seiner selbst bewusst werden kann, überreichlich Grund, dankbar für diese Chance zu sein.

Wer dagegen immer mehr will, wird nicht danken, weil er seinen Dank immer auf die Zukunft verschiebt, beziehungsweise an weitere Forderungen ans Schicksal knüpft. Die Bedingung »Ich werde dankbar sein, wenn …« bezeichnet den falschen Weg, so wird sich Dankbarkeit nie einstellen können.

Sie ist aber nicht nur ein gutes, ja wunderbares Gefühl,

sondern auch zugleich der beste Schutz vor Hochmut. Um dankbar zu sein, muss man sich in der Schöpfung einordnen und anerkennen, dass es eine Instanz über einem selbst gibt, an die man seinen Dank immer richten kann. Allein diese Einordnung ist schon ein wertvoller Schritt, der die Seele entlastet, ohne ihr die Verantwortung für das eigene Leben zu nehmen.

Eigentlich ist es egal, wofür man dankbar ist, Hauptsache man ist es. Und Gründe gibt es, wie angedeutet, in Hülle und Fülle. Ich kann dankbar sein, dass ich lebe, liebe, atme, trinke, esse, fühle, mich geistig und körperlich bewegen kann … und noch so vieles mehr.

Herzkraft entwickeln

Schutz vor Mutlosigkeit

Das Herz ist nicht nur das Zentrum unseres Energie-kreislaufs, sondern auch eines unserer stärksten Symbole. Das sprichwörtliche Löwenherz steht für großen Mut. Jenen Mut, der nicht aus einem Mangel an Fantasie re-sultiert, sondern aus der echten Kraft des eigenen Her-zens. Als Muskel entwickelt das Herz ein Leben lang Kraft für uns. Aus dieser Herzkraft heraus leben wir, ob wir uns das eingestehen oder nicht. Wenn wir uns aber der Kraft unseres Herzens auch in übertragenem Sinne bewusst werden, können wir diese Stärke noch in ver-blüffendem Maße steigern und Dinge verwirklichen, die sich aus dem rein mechanischen Spiel der Kräfte nicht mehr erklären lassen.

Vieles kann das Herz besser als andere Organe, und wer es häufig benutzt, wird es dabei immer weiter entwi-ckeln. Wenn ich mein Herz sprechen lasse, werde ich an-dere Herzen besser erreichen als mit Worten aus Mund oder Hirn. Wer mit dem Herzen denkt, wird sich selbst und anderen Menschen besser gerecht werden, er wird sich selbst und andere besser und tiefer verstehen. Je mehr wir unser Herz öffnen, desto mehr wird es wachsen – diesbezüglich folgt es dem Gesetz aller Muskeln. *Use it or loose it*, sagen die Angelsachsen, »Nutze es oder verliere es.« Das gilt aber auch in die andere Richtung, denn natürlich wird ein kaum genutztes Herz verkümmern. Ein ständig gefordertes Herz hingegen wird dadurch gefördert, und so wachsen seine Kräfte und entfalten sich weiter.

Selbst wer sein Herz verliert, ist längst nicht verloren. Derjenige, an den man es verliert, wird es in der Regel ebenfalls fördern, und so wächst die eigene Herzkraft gleichsam im anderen Herzen, an das man seines verloren hat, weiter. Besser wäre noch, es oft zu verschenken, möglichst vorbehaltlos und immer wieder neu. Das Herz und seine Kraft werden dadurch nicht schwächer, sondern stärker. Und am besten wartet man damit nicht bis zum Ende im Sinne der Transplantation, sondern verschenkt es noch zu Lebzeiten.

Respekt vor dem Leben lernen

Schutz vor Arroganz

Franz von Assisi bat Gott: »Oh Herr, mach mich zu einem Werkzeug deines Friedens!« Und diesen Frieden wollte er nicht nur auf die Menschen, sondern auch auf alle Tiere und überhaupt alle Natur ausgedehnt wissen. Sein Respekt vor allem Leben und der Schöpfung war so groß und jede Form von Arroganz war ihm so fern, dass seine entwaffnende Friedensliebe selbst einen seinerzeit reichlich verlotterten, aber unglaublich mächtigen Vatikan sanft, aber bestimmt in die Knie zwang. So wurde ein Orden geboren, der der damaligen katholischen Wirklichkeit nicht ferner hätte sein können. Hier zeigt sich neben der Macht der Demut ihr absoluter Respekt vor dem Leben.

Christus sagte es ähnlich, aber auch seine Anhänger setzten und setzen es nicht wirklich um: »Was du dem geringsten deiner Brüder tust, hast du mir getan.« Die Tiere als unsere Schwestern und Brüder wurden in den letzten beiden Jahrtausenden meist ebenso übersehen wie andersfarbige Menschen, Behinderte oder Frauen.

Man bräuchte nur ein einzelnes Exemplar einer Tierart kennenzulernen, schon verginge einem der Appetit, sie zu verspeisen. Seit ein paar Enten mit ihrem Schnabel an unseren Wintergarten klopften, um die Fütterung anzumahnen, haben wir gewiss keine mehr gegessen.

Eigentlich bräuchte man auch nur einen Menschen in seinem Wesen wirklich kennen und verstehen zu lernen, um Respekt vor allem menschlichen Leben zu bekommen. So aber ginge es auch mit Bäumen und Blumen und selbst kleinen unscheinbaren Pflanzen. So bräuchte man das Leben nur in einer seiner unzähligen Formen wirklich kennenzulernen, um tiefsten Respekt vor ihm zu bekommen. Oder anders ausgedrückt: Wenn wir uns dem Leben öffnen, werden wie es lieben und in jeder Form respektieren.

Das Auf und Ab des Weges (an-)erkennen

Niederlagen als Schutz vor Anmaßung

Dass sogenannte Pyrrhussiege eigentlich Niederlagen sind, ist aus der Geschichte vom gleichnamigen König hinlänglich bekannt. Andererseits lassen sich aber Niederlagen in Siege wandeln, wenn sie verstanden, angenommen und eingeordnet werden.

Sie sind immer verbunden mit Enttäuschungen. Diese können frustrieren oder ihrem Namen alle Ehre machen und Täuschungen beenden. Je mehr Täuschungen man aber durchschaut, desto besser wird man die Welt durchschauen, die ja – wie der Osten weiß – eine einzige Täuschung oder eben *Maya* ist.

Wer dagegen immer in allen Kämpfen des Lebens siegt, wird sich doch nur zu Tode siegen und zum Schluss gefangen in Täuschungen auf dem Totenbett landen. Niederlagen können dagegen über ihre Enttäuschungen jene Demut vermitteln, die sowieso gelernt werden muss. Außerdem kann man in Niederlagen mehr lernen und vor allem die Menschen besser kennenlernen. Sie können helfen, die wahren Freunde von den falschen zu unterscheiden, denn die Sieger werden von allen geliebt, die

Verlierer aber nur noch von den echten Freunden. Verlierer haben noch einen weiteren Vorteil: Sie bekommen das Mitleid umsonst, während sich die Sieger den Neid hart verdienen mussten.

Insofern und wenn man das Gesetz vom ewigen Wandel im Hinterkopf hat, ist die Niederlage oft die Vorbereitung auf einen Sieg, so wie der Sieg die Anbahnung einer Niederlage. Während der Verlierer wie Phönix aus der Asche wieder auftauchen kann, können die Sieger abstürzen. Besonders natürlich, wenn sie sich zu Hochmut verleiten lassen, der bekanntlich vor dem Fall kommt. Das wird wohl auch die Bibel mit ihrer Aussage »Die Letzten werden die Ersten sein« ausdrücken wollen.

Verzeihen zur Erleichterung des Lebensweges

Schutz vor Rache

»Wisse alles, und du wirst alles verzeihen«, sagt Thomas A. Kempis. Das aber heißt nichts anderes, als dass unser Unwille zu verzeihen eine Folge von Unwissenheit ist. Je mehr wir wissen, desto leichter werden wir verzeihen.

Wer nicht verzeihen kann, ist automatisch nachtragend, was vor allem ihm selbst Nachtteile bringt, denn er muss all das durchs Leben schleppen, was er dem anderen nachträgt. Wo immer der hinstrebt, der Nachtragende muss mit seiner ganzen Last hinterher und wird so – oft ohne es zu merken – von seinem »Feind« durchs Leben gelotst. Am härtesten wird die Belastung, wenn das Gefühl der Beleidigung in Rachegelüste umschwingt. Wie viel leichter wäre es und wie viel Erleichterung würde es bringen, die Last abzustellen und zu verzeihen.

Es lohnt sich zu untersuchen, was man selbst mit dem Streitpunkt zu tun hat. Dann wird man daraus lernen und leichter von dem Thema und den damit verbundenen Personen loslassen können.

Auch wer beleidigt ist, hat selbst das Leid am Hals. Insofern ist John Berrys Rat: »Vergib deinem Nachbarn, bevor du die Beleidigung vergisst«, sehr nahe liegend, denn nur so bekommt man die Energie wieder zurück, die man an die Situation gebunden hat. Wenn man es also riskiert, dass es durch das Verzeihen auch demjenigen, dem man etwas nachträgt, besser gehen könnte, wird man das eigene Leben unglaublich erleichtern und viel Beschwerliches hinter sich lassen. Hier liegt überhaupt eine der größten Energiequellen.

Allerdings kann man Verzeihen auch gründlich missverstehen, wenn man es von oben herab oder spekulativ tut. So sagt H. G. Born: »Die edelste Rache ist zu vergeben« und hat natürlich auch damit recht. Das höchste Ideal des Vergebens drückt allerdings die folgende jüdische Weisheit aus: »Die höchste und schwierigste aller moralischen Lektionen ist es, denen zu vergeben, die wir verletzt haben.«

 Hilfreich in diesem Zusammenhang ist die CD *Die Heilkraft des Verzeihens.*

Den Zufall als Spielregel des Kosmos durchschauen lernen

Schutz vor Chaos

»Zufall ist das Pseudonym, das Gott sich gibt, wenn er nicht erkannt werden will«, sagt eine Weisheit und drückt damit aus, dass nichts in dieser Schöpfung außerhalb der großen Ordnung steht. Die Entscheidung, ob man sich geistig in einem Kosmos oder einem Chaos ansiedelt, ist eine der grundsätzlichsten überhaupt im Leben. Erstere führt zur Religion, letztere kurzfristig zur Wissenschaft und langfristig ebenfalls zur Religion, vor allem wenn man konsequent und lange genug nachdenkt, wie es Physiker wie Werner Heisenberg getan haben. Er sagte: »Der erste Schluck aus dem Becher der Naturwissenschaft macht atheistisch, auf dem Boden des Bechers aber wartet Gott.«

Max Frisch erkannte: »Zufälle sind das Fällige, das uns zufällt.« Interessanterweise haben im Hebräischen die Worte für Schicksal und Zufall dieselbe Wurzel. Schicksal ist das geschickte Heil (lat. *salus* = Heil), das uns gesetzmäßig zufällt und zum Wachsen anregt. Oft erkennen wir das Schicksal nur nicht als Heil, weil unsere Lernbereitschaft geringer ist als die Notwendigkeit zu wachsen.

Der übliche Zufallsbegriff will suggerieren, dass uns etwas zufällt, ohne dass dahinter irgendein Sinn sei. In der Konsequenz führt das zur Vorstellung der Schöpfung als eines beliebigen Chaos. Im persönlichen Bereich ergibt sich bei negativ bewerteten Zufällen die Vorstellung eines ungerechten Schicksals, gegen das man sich mit allen Mitteln zu stemmen habe. Bei glücklichen Zufällen spricht man manchmal von unverdientem Glück. Aus der Sicht des spirituellen Weltbildes kann es jedoch beides nicht geben. Glück wie Unglück werden gleichermaßen als verdient angesehen, auch wenn man die Aktionen, mit denen man das jeweilige Schicksal heraufbeschworen hat, nicht immer überblicken kann.

Oft verstehen wir erst rückwirkend, dass das Schicksal es insgesamt doch sehr gut mit uns gemeint hat. Das entspricht der Erfahrung, dass entweder das geschieht, was wir uns wünschen, oder etwas Besseres. Würden wir uns auf den Grundsatz aus dem Vaterunser einstimmen: »Dein Wille geschehe!«, könnte allerdings auch von vornherein immer geschehen, was wir uns wünschen. Anderenfalls bleiben wir in dem Dilemma, dass wir das Leben meist erst rückwärts verstehen, es aber vorwärts leben müssen.

Unterscheidung zwischen Verantwortung und Schuld

Schutz vor Projektion

Die Tatsache, dass wir für alles in unserem Leben verantwortlich sind, bedeutet nicht, dass wir an allem schuld sind. Dieser Satz ist geeignet, viele Missverständnisse aufzuklären. Wenn wir unsere persönlichen und kollektiven Probleme lösen wollen, müssen wir wieder zwischen Verantwortung und Schuld unterscheiden lernen, was nicht so schwer ist, wenn man nur die Worte genauer betrachtet. In »Ver*antwort*ung« steckt bereits der Schlüssel, geht es dabei doch darum, Antworten zu finden auf die Herausforderungen des Lebens. In anderen Sprachen wird das noch deutlicher. Das englische *responsibility* bedeutet »Fähigkeit zu antworten« *(ability to respond)*, ganz ähnlich bezeichnen es das französische *responsabilité* und das italienische *responsabilità*.

Schuld ist dagegen ein religiöser Begriff, eng verwandt mit dem der Sünde. Sündigen heißt im biblischen Urtext *hamartanein*, was so viel wie »sich absondern« und »den Punkt verfehlen« bedeutet. Ein sündiger Mensch ist damit jemand, der sich von Gott beziehungsweise der Einheit abgesondert hat, der den (Mittel-)Punkt im Mandala verfehlt hat und in der Peripherie, eben auf seinem Lebensweg unterwegs ist. Er ist also in der Welt der Gegensätze, der Polarität gelandet. Da das aber für uns alle gilt, sind wir in diesem Sinne auch alle sündig, was der Katholizismus mit dem Begriff der Erbsünde ausdrückt. Sündigen ist demnach etwas sehr Allgemeinverbindliches. Von daher besteht kein Anlass zur andauernden Sündenkrämerei, wie sie sich in vielen Religionen ausgebreitet hat. Da Schuld etwas so Grundsätzliches ist, macht es gar keinen Sinn, sie ständig neu zu verteilen und sich von ihrer Last niederdrücken zu lassen. Die Projektion von Schuld ist aber bis heute eine der gesellschaftlichen Hauptbeschäftigungen. Sie ist überall, von der Medizin bis zur Politik, zu Hause. Schuld sind aus Prinzip immer die anderen, die Bakterien oder der politische Gegner, der Arbeitgeber oder ganz besonders häufig auch der Partner. Da Schuld und Verantwortung gar nicht mehr unterschieden werden, will auch niemand mehr wirklich Verantwortung übernehmen. Das Ergebnis ist die Verantwortungslosigkeit, die wir ebenfalls überall, von der Medizin bis zur Politik, erleben.

Die Lösung läge darin, viel vorsichtiger und vor allem sauberer mit dem Begriff der Schuld umzugehen und wieder Ja zur Verantwortung zu sagen. Eigenverantwortung wird so zum Schlüssel zur Lösung aller möglichen alten und neuen Probleme. Wer in die Verantwortung für sein Leben einsteigt, wird es im sprichwörtlichen Sinn in die eigene Hand nehmen und es auch in die Hand und auf die Reihe bekommen.

Liebe als Chance erkennen

Schutz vor Missverständnissen

Der Krieg ist der Vater aller Dinge, sagte Heraklit und meinte damit wohl Mars, den Kriegsgott und Ahnvater der Aggression. Alle Dinge, die einen Vater haben, brauchen aber auch eine Mutter. Aus mythologischer Sicht kommt nur Venus, die Liebesgöttin, infrage, die ja auch die natürliche, wenn auch illegale Partnerin von Mars war. So wird die Liebe zur zweiten Hälfte unserer Wirklichkeit. Allerdings ist sie uns so wenig wichtig geworden, dass wir nur noch ein Wort für all ihre Spielarten haben, während die Griechen noch wenigstens drei hatten: die freundschaftliche Liebe Philia, die sinnliche Liebe Erotik und die göttliche oder himmlische Liebe Agape.

Die Einschränkung auf ein Wort führt zu vielen Missverständnissen. Besonders die Verwechslung von göttlicher und menschlicher Liebe beschert uns eine Fülle von Problemen wie etwa die Eifersucht. Ganz offensichtlich haben wir nichts dagegen, wenn Christus auch unseren Nachbarn liebt, während wir das der Ehefrau nicht zugestehen. Es muss sich hier also um zwei Arten von Liebe handeln.

Die eigentliche Liebe, die im Gegensatz zur besitz-orientierten menschlichen in göttliche Richtung geht, ist Offenheit, Mitschwingen, in Resonanz mit dem anderen, noch Fremden gehen. Sie will immer nur ein- und niemals ausschließen und mit irdischen Beschränkungen und Vorschriften nichts zu tun haben – sie fühlt sich himmlisch an und möchte auch so gesehen und behandelt werden.

Folglich ist die Ehe, die ja auch ganz offen als Institution bezeichnet wird, unter völlig anderen Kriterien zu sehen. Mit Liebe hat sie erst einmal wenig zu tun, auch wenn diese oft in eine Ehe mündet, was nicht selten schon den Anfang vom Ende der Liebe markiert.

Nicht umsonst ist die Göttin der Liebe Venus-Aphrodite ein Kind des Himmelsgottes Uranos und des Meeres. Der männliche Himmel verbindet sich in Gestalt von Uranos' abgeschlagenem Glied mit dem aufschäumenden weiblichen Meer – und heraus kommt Aphrodite, die Schaumgeborene. Schöner als im Schaum und in ihrer zarten Gestalt lässt sich die Verbindung von Luft- und Wasserelement gar nicht darstellen.

Wer den feinen Schaum einzufangen versucht oder nur nach ihm greift, wird ihn dabei schon zerstören. Die schaumgeborene Liebe lässt sich nicht festhalten und entzieht sich allen Versuchen der Manipulation schlicht durch ihr Verschwinden. Liebe lässt sich nur leben und lieben, sie kann nicht verlängert, gelenkt oder willentlich beeinflusst werden. Wer versucht, sie zu besitzen, wird Eifersucht ernten, die mit Liebe schon nichts mehr zu tun hat, auch wenn das in modernen Zeiten manchmal anders gesehen wird. Der Ausspruch: »Du liebst mich nicht, du bist ja gar nicht eifersüchtig«, zeigt, wie tief wir uns in Missverständnissen verfangen haben und wie notwendig es wäre, sich wieder mit der wahren Herkunft der Liebe zu verbinden.

Eifersucht durchschauen

*Schutz vor missverstandenem
Besitzdenken*

Eifersucht ist ein Krieg mit Gott im Herzen, der zum Krieg zwischen Menschen führt. Sie ist eine der am weitesten verbreiteten Geisteskrankheiten, auch wenn sie nur selten so benannt wird. Ihre Wurzel ist der Wunsch, eine oder mehrere andere Seelen zu besitzen. Etwas derart Absurdes ist sonst nur vom Teufel bekannt, der, von Christus als Herr dieser Welt betitelt, dabei auch seine Hände im Spiel haben dürfte. Er steht für die Welt, deren Herr er ist, und für deren Tendenz, alles in Gegensätze und Zweiheit aufzuspalten. So ist er auch für die *Zwie*tracht und die Ver*zwei*flung zuständig. Und nur wenig ist so gut geeignet, Menschen in die Verzweiflung zu treiben, wie Eifersucht.

Dabei beginnt alles in der Regel mit der Liebe – jenem himmlischen Gefühl, das alles eins werden lassen will. Liebend könnte man Gott und die Welt umarmen, von Luft und Liebe leben – man fühlt sich wunder-voll und eins mit allem. Wer aber die ganze Welt umarmen will, reagiert in der Regel erstaunt, wenn er bezüglich dieses einzigartigen Empfindens eingeschränkt wird.

Der sicherste Weg zur Eifersucht führt über das Besitz- und Ausschließlichkeitsdenken. »Wenn du mich liebst, gehörst du mir und darfst niemand anderen mehr lieben.« Schnell entwickelt sich aus diesem Ansatz die Tendenz zum genauen Gegenpol der Liebe und die Zwietracht beginnt. Mythologisch gesprochen ist es schon das Ende des Himmels und der Anfang der Hölle.

Die Frage »Liebst du mich noch?« mag zu Anfang noch ehrlich und selbstverständlich mit Ja beantwortet werden. Wird sie aber oft genug gestellt, kommt die Antwort unsicherer und schließlich spürt der Befragte, dass er eigentlich verhört wird, und er weiß bald nicht mehr, ob er den verhörenden Partner noch liebt. Andere, die einen nicht so offensiv und fordernd bedrängen, werden dadurch ganz automatisch mit der Zeit immer attraktiver. So nimmt das Elend seinen Lauf, das schlussendlich den Verdacht des zweifelnd Fragenden bestätigen wird. So kommt es zu jenem treffenden Satz des Volksmundes: Eifersucht ist eine Leidenschaft, die mit Eifer sucht, was Leiden schafft.

Lebensplanung

*Schutz vor dem
Verlust des Weges*

Es gibt zwei Arten von Weisheit: die Weisheit vorauszuplanen und die Weisheit nicht vorauszuplanen. Dieser Widerspruch löst sich bei näherer Betrachtung in Wohlgefallen auf: Wer in den Tag hineinlebt ohne Plan, Sinn und Ziel, der wird sein Leben verspielen. Wer aber das Leben als Spiel erkennt und jeden Moment bewusst lebt, erreicht das Ziel am besten ohne Plan. Allerdings setzt diese zweite Haltung in der Regel Erfahrungen mit der ersten voraus.

Der biblische Hinweis aus Matthäus, 6,26: »Sehet die Vögel des Himmels, sie säen nicht und ernten nicht und euer himmlischer Vater ernährt sie doch« kann für Menschen, die ihr Leben lange genug auf Gott und die Einheit ausgerichtet haben, die Rettung sein. Denn jedes irdische System muss irgendwann auf der Strecke bleiben und der letzten Wirklichkeit weichen.

Wer aber einfach unbewusst und ungeplant in den Tag hineinlebt, ist in Gefahr, sein Leben zu vergeuden, selbst wenn er für Momente im Hier und Jetzt landet. Die auf der sonnigen Almwiese wiederkäuende Kuh lebt auch im

Augenblick und ist doch nicht erleuchtet. Zu Beginn seines Weges kann ein Mensch viel dadurch gewinnen, dass er die Einheit (und damit Gott) einplant, sodass sein Leben Richtung und Ziel bekommt. Nur so kann er bei seinen Unternehmungen unterscheiden lernen zwischen denen, die nur Verwicklung mit sich bringen, und jenen, die die Entwicklung fördern.

Wer seine Zeit in der Welt der Gegensätze mit den dort anfallenden Auseinandersetzungen verbracht hat und in sich die Sehnsucht nach Befreiung und Entwicklung aus all den Fesseln und Bindungen spürt, mag sich der Suche nach Gott widmen. Auf diesem Weg kann ihm ein Plan die ersten Schritte erleichtern. Irgendwann auf dem Weg wird er aber merken, dass der Plan, der lange gut und nützlich war, ihn zu behindern beginnt. Dann ist es Zeit, sich davon zu lösen. Gott beziehungsweise die Einheit müsste zwar grundsätzlich ins Leben »eingeplant« werden, aber die Begegnung mit der Einheit lässt sich schlussendlich nicht planen.

Langsamkeit üben

Schutz vor Hektik

Je langsamer du gehst, desto schneller wächst du, sagt eine alte Weisheit. In einer Zeit der Hektik könnte das ein rettender Gedanke sein. Immer mehr Menschen werden Opfer des zunehmenden Lebenstempos und geraten in einen Strudel aus Symptomen der Überdrehung. Das hochtourige Leben fordert seinen Tribut. Millionen haben zu viel um die Ohren, die es ihnen mit den warnenden Geräuschen des Tinnitus danken.

Langsamkeit als Ritual wird da zum rettenden Anker für ein Leben, das aus den Fugen zu geraten droht. All die Übungen der Achtsamkeit und Meditation setzen auf einfache Dinge, die sich in ihrer Zeit entfalten und beobachten lassen. Das ungestörte Fließen des Atems wird beim Zen beobachtet, das bewusste Setzen der Füße beim Kinhin, das Verklingen eines Mantrams im eigenen Innern bei den entsprechenden Meditationen – und natürlich lebt generell jedes Ritual von der dabei aufgewendeten Bewusstheit.

Der schnellste Weg, den Fortschritt voranzubringen, ist langsamer zu werden und das Machen immer mehr zurücktreten zu lassen zugunsten des Geschehenlassens. Je weniger wir eingreifen, desto besser kann sich alles entwickeln und geistiger Fortschritt seinen Lauf nehmen. Zeit und Raum werden immer unwichtiger, wenn wir uns dem zeitlosen Augenblick des Hier und Jetzt nähern und die Freiheit der Gegenwart zu spüren beginnen.

Wirklichkeit und Wahrheit anerkennen

Schutz vor Illusionen

Wirklichkeit ist einfach das, was wirkt. Sie kümmert sich nicht darum, was wir über sie denken. Ob die Menschen die Sonne in ihren Gedankenspielen um die Erde kreisen lassen oder sie für eine Scheibe halten, stört die Wirklichkeit nicht. Sie nimmt ihren Lauf und lässt uns spielen. Wie sie funktioniert, ist eine ganz andere Geschichte.

Wir sind späte Gäste auf dieser Erde und in der Situation, ein Spiel spielen zu müssen, dessen Regeln wir in der Regel weder kennen noch verstehen. Versuch und Irrtum bestimmen unsere Tage, bis wir die Wahrheit erleben. Nach Ansicht aller Religionen und Traditionen ist die letzte Wahrheit nur im Zustand der Befreiung oder Erleuchtung zu schauen, wenn wir das Himmelreich Gottes in uns gefunden haben, in die Erfahrung von Einheit eingetaucht oder im Nirvana angekommen sind. Viele verschiedene Worte beschreiben das unnennbare Eine.

Gemeinsam ist all diesen unterschiedlich beschriebenen Einheitszuständen die vollkommene Abwesenheit von Widerstand. Wer in die Erfahrung der Einheit eingeht, erlebt alles, wie es ist, er ist im Augenblick, in der

Gegenwart und ohne jeden Widerstand. Die Umkehrung gilt gleichermaßen: Wenn wir gerade keine Einheitserfahrung machen, leben wir im Widerstand – gefangen in der Welt der Maya und ihrer beiden großen Täuscher Raum und Zeit. Der Osten nennt diesen Zustand folgerichtig Welt der Täuschung.

Da eine überwältigende Mehrheit es sich darin gemütlich gemacht hat, erschreckt die Menschen nichts so sehr wie die Wahrheit. Wer andere verblüffen will, braucht also einfach nur die Wahrheit zu sagen. Diese muss nicht erkämpft oder verteidigt werden, sie ist einfach, war immer und wird bleiben. Unsere Spiele mögen vor diesem Hintergrund so lächerlich wirken wie ein Blick auf die menschliche Geschichte mit ihren Versuchen sogenannter Autoritäten, die Wirklichkeit in ihr jeweiliges Glaubensschema zu pressen. Die Wahrheit bleibt davon unberührt.

Unsere persönliche Wahrheit, die unsere kleine Wirklichkeit bestimmt, ist dagegen immer relativ, so wie drei Haare in der Suppe relativ viel, auf dem Kopf aber relativ wenig sind. Vor diesem Hintergrund erübrigen sich erst recht alle Kämpfe um die Wahrheit. Denn auf dieser Ebene hat niemand immer unrecht. Selbst eine stehen gebliebene Uhr hat einmal am Tag recht.

Bevor wir in die Erfahrung der Einheit einzutauchen versuchen, täten wir gut daran, die in dieser Welt wirkenden Gesetze zu begreifen, wie das der Polarität und das der Resonanz.

Zeit und ihre Qualität

Schutz vor Desorientierung

»Nichts auf der Welt ist so mächtig wie eine Idee, deren Zeit gekommen ist«, formulierte Victor Hugo. Nichts auf der Welt kann aber auch den Untergang einer Idee verhindern, deren Zeit abgelaufen ist. Der Zusammenbruch des Ostblocks – fast wie in einem Dominospiel – hat es vorgeführt. Zeit hat wie alles andere neben ihrem Quantitäts- auch einen Qualitätsaspekt. In der Antike wurde Ersterer von Chronos dargestellt, Letzterer von Kairos. Heute ist uns nur noch Chronos vertraut, der mit seinem Stundenglas die Quantität misst.

Dabei weiß eigentlich jeder, dass Feiertage eine andere Qualität als Werktage haben, dass die Zeit im Urlaub schneller vergeht als während der Arbeit, dass runde Geburtstage, Neujahr oder Weihnachten Zeiten besonderer Qualität darstellen. Wir sprechen von Hoch-zeiten und höchsten Zeiten, von schweren und schönen Zeiten.

Sobald wir aber die Qualität der Zeit entdeckt und mit ihr – etwa im Rahmen der Astrologie – zu arbeiten begonnen haben, müssen wir sie auch schon wieder als Illusion entlarven. Letztlich gibt es sie in der Form, wie wir sie täglich in ihrer alten Quantität und neuen Qualität erleben, gar nicht.

Weder können wir in der Vergangenheit noch in der Zukunft leben, alles Leben kann nur im Augenblick des Hier und Jetzt geschehen. Wir können zwar in der Vergangenheit herumhängen und uns mit unseren unerledigten Geschäften beschäftigen oder von der Zukunft träumen und uns vor ihr ängstigen, aber leben können wir dort nicht. Wenn wir psychotherapeutisch – etwa im Rahmen der Reinkarnationstherapie – in die Vergangenheit zurückgehen, dann nur um frei von ihr zu werden für die Gegenwart. Leben ist nur jetzt möglich und alles sollte auf diesen Augenblick zielen. Das rechtzeitig zu erkennen, kann verschiedene Krankheitsbilder ersparen, die uns wie wenig anderes in den Augenblick zwingen können. Schmerz ist zum Beispiel immer jetzt, aber auch ein Depressiver ist – wenn auch auf schreckliche Art – in den Augenblick eingetaucht. Eine noch so schöne Vergangenheit interessiert ihn genauso wenig wie eine in leuchtenden Farben dargestellte Zukunft. Er ist jetzt depressiv. Wie viel leichter und angenehmer wäre es, den Augenblick als Übungsangebot zu erkennen und etwa in der Meditation zum Ziel des Lebens zu machen.

Ablenkung, Zerstreuung und Unterhaltung durchschauen

Schutz vor Belanglosigkeit

»Das Leben ist eine fortwährende Ablenkung, die nicht einmal zur Besinnung darüber kommen kann, wovon sie ablenkt«, beschrieb Franz Kafka ein Dilemma, das seit seiner Zeit sicherlich noch erheblich zugenommen hat. Stefan Zweig sieht folgende Möglichkeit der Gegenwehr: »Das Geheimnis aller großen Kunst, ja eigentlich jeder irdischen Leistung ist Konzentration, die Zusammenfassung aller Kräfte, aller Sinne. Wenn eine Aufgabe, sei sie groß oder klein, erfüllt sein will, muss man seinen ganzen Willen einer einzigen Sache widmen und Herr werden über jede Ablenkung und Zerstreuung.« Der Autor der »Sternstunden der Menschheit« dürfte es wissen, ist er doch den Menschen in diesen besonderen Momenten der Menschheitsgeschichte literarisch nahe gekommen und hat die Qualität dieser Augenblicke und der Leistungen, die sie hervorgebracht haben, unsterblich gemacht.

Unterhaltung hält uns unten, wie das Wort schon so schön ehrlich enthüllt. Sie füllt heute die Feierabende, die immer mehr zu Fernsehabenden verkommen und ganze

Familien auf relativ anspruchslosem Niveau über den Abend bringen. Wovon will sich die Spaßgesellschaft mit ihrem Nonstop-Fun-Programm ablenken?, wäre zu fragen. Im Wesentlichen dient diese Art von Unterhaltung wohl der Zerstreuung und Ablenkung von Problemen und Herausforderungen des eigenen Lebens. Zerstreuung ist aber das genaue Gegenteil jener Konzentration auf Wesentliches, die Stefan Zweig empfahl.

Dem gegenüber stehen erhebende Erfahrungen im Sinne von Meditation und Kontemplation, geistiger Vertiefung und der Anregung der Auseinandersetzung mit den eigenen Lebenszielen und -visionen. Henry David Thoreau sagte: »Auf die Beschaffenheit des Tages selbst zu wirken, das ist die größte Kunst!«

Besitz und Besessenheit

Schutz vor Gier

»Wir sind Reisende auf Erden, und Reisende müssen nicht viel Gepäck mittragen, weil es ihnen hinderlich ist.« Dieser Satz von Sokrates könnte uns im wahrsten Sinne des Wortes einiges erleichtern. Wer sich in jedem Moment seiner Tragweite bewusst ist, wird nicht so viel über so lange Strecken tragen und ertragen müssen. Die Leichtigkeit des Seins könnte stattdessen ins Spiel des Lebens treten, dann könnte man sein Dasein überhaupt auch erst als Spiel erkennen. Spielerisch und leicht lässt sich nur leben, wenn man den größten Ballast losgelassen hat.

Dass Geld Geld verdienen muss, ist eine maßlos spaßlose, aber völlig unumstrittene Maxime. Dabei könnte Geld auch Freude machen und Leben unterstützen. Es hat neben seiner Quantität auch eine Qualität, genauso wie die Zeit. Heute achtet kaum noch jemand auf diesen zweiten Aspekt, dabei wäre so leicht zu durchschauen, was zum Beispiel Spekulationsgewinne an der Börse bringen. Geld, das man mit einem Beruf verdient, der Berufung ist, hat eine ganz andere Qualität als jenes, das aus einem Job fließt.

Wer die Qualität des Besitzes wiederentdeckt, entgeht der Gefahr, von Geld und Besitz besessen zu werden. Dieser Besessenheit, die früher ganz zu recht als schwere Geisteskrankheit eingestuft wurde, können nur diejenigen erliegen, denen es ausschließlich um die Quantität des Geldes geht. Wer auf seinem Besitz lebt und wirtschaftet, ist von dessen (Geld-)Wert gänzlich unabhängig, er will ihn sowieso nicht verkaufen, denn er lebt darauf und davon.

Der (Geld-)Wert interessiert nur den Spekulanten. Dass wir immer mehr zu Völkern von Spekulanten werden, die ihre Altersversorgung an den modernen Spielbanken der Börsen riskieren, ist bedenkenswert. Warum ein Spiel spielen, bei dem man nur verlieren kann? Denn auch wer an der Börse spekulierend gewinnt, wird nur Spekulationsgeld von zweifelhafter Qualität erlösen, das ihn sicher nicht erlösen kann. Wer aber seine Altersversorgung dort verliert, ist arm dran und seinem Ruhestand wird die Ruhe fehlen. Hinzu kommt, dass Börsen keinen Urlaub machen. Folglich werden die Spekulanten auch keinen mehr haben – und so verschwindet auch noch die Ruhe aus den Regenerationszeiten.

Gier wird immer bestraft und Börse und Spielbanken sind die einfachsten Werkzeuge dazu. Was wäre (er-)leichter(nder), als sich davon zu lösen, und Geld, das man sich ehrlich verdient hat, zu besitzen, ohne ihm zu erlauben, einen zu besitzen und besessen zu machen. Im Gegenteil ließe es sich auch genießen und für Dinge und Projekte einsetzen, die Freude machen.

Sich das eigene Glück gönnen

Schutz vor Missmut

Glück ist, alles zu wollen, was man bekommt. Aufgeben muss man dafür lediglich die Hoffnung, alles zu bekommen, was man will. Oder wie George Bernhard Shaw es sagte: »Ein vernünftiger Mensch passt sich der Welt an; der Unvernünftige versucht, die Welt seinen Wünschen anzupassen. Deshalb hängt der Fortschritt von Unvernünftigen ab.« Nach dieser Definition gehörten natürlich alle Politiker zu den Unvernünftigen, weshalb die Vernünftigen auch oft nur wenig von ihnen erwarten. Zu den Vernünftigen zu wechseln, könnte das Leben enorm erleichtern und den Druck nehmen, nicht aber die Verantwortung in dem Sinne, dass es natürlich weiterhin gilt, Antworten zu finden auf die großen Fragen des Lebens.

»Dein Wille geschehe«, beten Christen. Wirklich frei ist, wer will, was er muss, weiß der Volksmund und meint damit das Gleiche wie Krishnamurti, der sagte, Freiheit sei der Mangel an Wahlmöglichkeiten. All diese Hinweise laufen darauf hinaus, den Widerstand gegen das Schicksal aufzugeben und sich den Umständen des Lebens anzupassen. Dabei ist das eher eine Frage der

Intelligenz als des Glaubens, denn Sein Wille geschieht ganz unbestreitbar, ob wir es anerkennen oder nicht.

Glück ist schon erreicht, sobald wir Seinen Willen als den höheren anerkennen. Zum einen ist unser eigener Wille dadurch ein- und eigentlich untergeordnet und so entlastet, zum anderen fangen wir auf diese Weise an, in einer akzeptablen Welt zu leben – einfach weil wir sie akzeptieren. Das Akzeptieren des Gegebenen ist bereits Glück, Unglück ist das Hadern damit.

Glück ist auch, wenn die Anforderungen, die an einen gestellt werden, mit den eigenen Fähigkeiten in Harmonie sind und man sich im Fluss fühlt. Sind sie zu hoch, führt das Nachwachsen der eigenen Fähigkeiten zu neuerlichem Glück. Sind sie zu niedrig, macht das Suchen neuer höherer Herausforderungen glücklich. Generell gilt: Versuche weniger die Welt zu ändern als vielmehr dich.

Wer die Bereitschaft, zu nehmen, was kommt, mit der richtigen Resonanz kombiniert, hat alle Chance zum Glückspilz zu werden und braucht nur noch sein Herz und die Arme zu öffnen und das Glück willkommen zu heißen.

Weisheit erwerben

Schutz vor Hochmut

»Ich weiß, dass ich nichts weiß«, sagte Sokrates, der das Wissen seiner Zeit beherrschte, aber weit darüber hinaus zielte. Der Dumme sagt, was er weiß, der Weise weiß, was er sagt, heißt es im Volksmund. Was aber ist Weisheit? Dazu Lao Tse: »Wer die anderen kennt, ist klug. Wer sich selbst kennt, ist weise.«

Weisheit steht weit über Wissen. Sie kann sich aus Wissen ergeben, muss es aber durchaus nicht. Erst wenn Wissen Tiefe gewinnt und mit den eigenen Gedanken und Seelenbilderwelten in Beziehung gesetzt wird, kann es jene tiefere Dimension gewinnen, die wir Weisheit nennen. Der Geisteswissenschaftler sammelt auch Wissen, aber erst dessen Verarbeitung macht ihn zum Philosophen, zu einem, der die Weisheit liebt.

Menschen, die viel wissen, können sich darauf leicht etwas einbilden und hochmütig werden. Weise wissen mit Sokrates, dass sie wenig bis nichts wissen angesichts der großen Ordnung der Schöpfung. Die Erkenntnis ihrer Kleinheit angesichts des Alls lässt sie bescheiden bleiben und auf niemanden herabblicken. Sie wissen oder spüren, dass alles und jeder an seinem Platz ist. So bleiben sie auf dem Teppich.

Die Hochmütigen stoßen erst später wieder zu ihnen, denn Hochmut kommt vor dem Fall, und dieser ist lediglich eine Sache der Zeit. Wer sich solch einen Absturz ersparen will, vermeidet anmaßende Aufstiege und bleibt realistisch mit seinen Fortschritten. Er lenkt sein Augenmerk darauf, sich selbst kennenzulernen, und wendet das erworbene Wissen auch auf sich an. Sein Leben zielt auf Erfahrungen im Außen und vor allem auch im Innen, er bleibt immer ein Suchender – solange bis er sich gefunden hat und eins mit sich und allem geworden ist.

Krankheitsbilder als Hilfen auf dem Entwicklungsweg

Schutz vor Stillstand

»Ich danke Gott für meine Behinderungen, denn durch sie habe ich mich gefunden, meine Arbeit und meinen Gott«, sagte Helen Keller, die blind und taub geborene Amerikanerin, die für so viele andere Behinderte zur Hoffnungsträgerin wurde.

Alle Probleme einschließlich der verschiedenen Krankheitsbilder werden mit einer solchen Einsicht zu Wegweisern in Richtung Vollkommenheit. Denn jeder Fehler und jedes Symptom bieten die Chance, etwas zu lernen, was einem bis dahin fehlte. Wird aber Fehlendes integriert, wachsen wir Stück für Stück, bis wir schließlich ganz und heil sind. In diesem Sinne gilt, dass nichts stärker ist als eine Schwäche.

Richard Bach erkannte: »Leid hilft, etwas zu korrigieren. Es lenkt den Blick auf die Lektion, die wir sonst nicht verstanden hätten, und man kann sich niemals davon befreien, bevor diese Lektion nicht verstanden wurde.«

Deshalb ist Leid und in diesem Sinn auch Krankheit für unsere Entwicklung wichtiger als Gesundheit, wobei diese sowieso nur theoretischen Charakter hat. Novalis

sagte diesbezüglich: »Das Ideal der vollkommenen Gesundheit ist nur wissenschaftlich interessant, was wirklich
interessiert, ist die Krankheit, die zur Individualisierung
gehört.«

Thomas Mann hebt Krankheit sogar noch höher, wenn
er einer seiner Figuren im *Zauberberg* die Worte in den
Mund legt: »... das Krankheitssymptom ist verkappte
Liebesbetätigung und alle Krankheit verwandelte Liebe.«
Susan Sonntag schrieb weniger euphorisch, aber immer
noch deutlich in *Krankheit als Metapher*: »Depression ist
Melancholie abzüglich deren Reize, der Lebhaftigkeit, der
Stimmungsausbrüche.« Franz Kafka sagte 1920 in den
Briefen an Milena über seine eigene Tuberkulose: »Ich bin
geistig krank, die Lungenkrankheit ist nur ein Aus-den-
Ufern-treten der geistigen Krankheit.«

Folglich muss das geistige Symptom zuerst gelöst werden, erst dann kann die körperliche Erscheinungsform
des Problems wieder in Ordnung kommen. Wir müssen
also den Geist in Ordnung halten, um den Körper zu
schützen. Andererseits sollten wir aber auch zum Körper
gut sein, damit die Seele gern in ihm wohne, wie Theresa
von Avila formulierte.

Viele weitere Hinweise hierzu finden sich in *Krankheit als
Symbol*.

Selbsterkenntnis

Schutz vor Eigenblindheit

»Fehler sind wie Autoscheinwerfer. Die der anderen sind immer heller«, heißt es im Volksmund. Leider sind es aber gerade die eigenen Fehler, die es zu erkennen gilt, denn nur das macht uns heiler und bringt uns auf dem Entwicklungsweg voran. Das Erkennen fremder Fehler macht hingegen eher arrogant und hochmütig. Folglich ist es viel leichter, arrogant zu werden als heil, und so folgt die Mehrheit der Menschen leider auch diesem bequemen breiten Weg.

Aber schon die Bibel lässt keinen Zweifel daran, dass es in unserer Entfaltung um die eigenen Fehler gehen muss, wenn wir auf dem Weg weiterkommen wollen, auch wenn diese besonders schwer zu finden sind. Denn wir neigen dazu, selbst Balken im eigenen Auge zu übersehen, wohingegen wir jeden Splitter im Auge des anderen sofort wahr- und wichtig nehmen. Doch lediglich das Deuten eigener Symptome bringt uns weiter, die Krankheitsbilder Fremder zu deuten und zu behandeln, wie es Ärzte tun, ist ehrenwert, aber deutlich weniger entwicklungsförderlich, wie die Ärzte leider auch oft selbst zeigen.

An ihren eigenen Symptomen sind Menschen wie Hildegard von Bingen, Theresa von Avila oder Franz von Assisi über sich hinausgewachsen und heil beziehungsweise heilig geworden. Hildegard hat ihre Migräne auf den Weg gebracht, Theresa von Avila ein Herzinfarkt und eine agitierte Psychose hat aus einem stadtbekannten Playboy den heiligen Franz von Assisi geformt.

Analog dazu kann jeder von uns rückwirkend erkennen, wie wertvoll die eigenen Fehler und Symptome für den persönlichen Fortschritt waren. Daraus lässt eigentlich nur ein Schluss ziehen: Wir sollten uns selbst betrachten, statt fremde Menschen zu diagnostizieren. Es lohnt sich, statt bei anderen nach Problemen zu fahnden, das eigene Leben und in ihm besonders die Brüche und Probleme, die Symptome und Schicksalsschläge ins Auge zu fassen. Aus ihnen lässt sich deutend lernen.

Von Yin und Yang lernen

Schutz vor Einseitigkeit

»Indem Gott den Mann schuf, machte *sie* wie jeder Künstler erst einmal einen Entwurf«, sagt ein gereizter Spruch der Frauenbewegung. Das Wissen, dass der Mann, der dem Yang entspricht, auch Yin-Anteile in sich trägt, und umgekehrt die Frau auch Yang-Aspekte, könnte einigen Zündstoff aus dem Geschlechterkampf nehmen.

Zum Schluss müssen beide alles in sich verwirklichen. Der Frau wird spätestens ab der Lebensmitte die Entwicklung des gegenpolaren Yang, dem Mann entsprechend das Yin, zur vorrangigen Aufgabe. Daher wäre es am einfachsten, sich dem eigenen Lebensplan von vornherein zu fügen und als Frau zuerst den weiblichen Pol und ab der Lebensmitte den männlichen zu verwirklichen, während der Mann mit dem Yang beginnend sinnvollerweise zum Yin fortschreitet. Seine Partnerin stellt für den Mann vor der Lebensmitte die Anima dar, den weiblichen Seelenanteil. Nach dem Lebensgipfel muss er diese Aufgabe selbst in die Hand nehmen und das Weibliche in sich integrieren. Der Frau spiegelt ihr Mann bis zum Lebenshöhepunkt, dem Klimax, ihren Animus, danach muss auch sie sich selbst darum kümmern.

Ziel ist für beide die sogenannte chymische Hochzeit, eine Vereinigung auf höherer Ebene, als deren Ergebnis der Mensch beide Seiten in sich findet und sie zu einem Ganzen verschmelzen. Das gesamte Leben könnte man als eine Übung bezüglich dieser Vereinigung der Gegensätze betrachten. Es geht immer darum, die Polarität zu überwinden, über sie hinauszuwachsen. Sogar jenes biblische »Macht euch die Erde untertan ...« – häufig als Aufforderung zum Missbrauch der Schöpfung gedeutet – ließe sich so verstehen, dass wir uns über die Erde, das Reich der Polarität, erheben und eins mit allem werden sollen.

 Weitere Anregungen hierzu finden Sie in *Lebenskrisen als Entwicklungschancen.*

Die Polarität, die Welt
der Gegensätze, verstehen lernen

*Schutz vor Überfällen
aus dem Schattenreich*

Wenn Ordnung das halbe Leben ist, wie uns das Sprichwort weismachen will, muss Unordnung die andere Hälfte sein. Das ist zwar nicht im Sinne des Sprichwortes und der Erzieher, die nicht müde werden, es zu zitieren, aber trotzdem wahr. Denn alles hat in dieser Schöpfung seine zwei Seiten. »Wer sich auf Rosen bettet, muss mit Dornen rechnen«, sagt eine andere Erfahrung mit der Polarität. Unerreicht legt es Goethe im *Faust* Mephisto in den Mund: »Ich bin ein Teil von jener Kraft, die stets das Böse will und stets das Gute schafft.« Wir sind dabei ständig in Gefahr, auf die Rückseite dieser zeitlosen Weisheit zu gelangen und das Gute zu wollen, während wir unbemerkt das Böse schaffen. 2000 Jahre christliche Geschichte illustrieren diese deprimierende Möglichkeit.

»Sei heiß oder kalt, die Lauwarmen will ich ausspeien«, sagt Christus und ermuntert uns geradezu, uns in die beiden Extreme der Polarität hineinzuwagen. Das ist eine unerlässliche Station auf jedem Entwicklungsweg und jede Tradition rät auf ihre Weise zu diesem Ausflug in die Welt der Gegensätze.

Wer sich diesen Weg ersparen will, wird häufig vom gemiedenen und sogar verdrängten Pol eingeholt. Der sogenannte Schatten ist unsere größte Gefahr. Das Schicksal so vieler großer Friedenspolitiker illustriert sie auf scheußliche Weise, sind sie doch der Gewalt zum Opfer gefallen – Gewalt als Schatten der Gewaltlosigkeit.

Erst wenn der Gegenpol und sein unerfreulichster Repräsentant, der Schatten, ins Leben integriert sind und man beide Seiten der Wirklichkeit anerkennt, kann die Polarität überwunden und die Einheit sinnvoll ins Auge gefasst werden. Dann gilt der andere Christussatz: »Wenn dich jemand auf die linke Wange schlägt, halt ihm auch die rechte hin.« Dieses wichtige Gesetz wird bis heute völlig übersehen, wie etwa in dem Bestseller *The Secret – Das Geheimnis*, das sich ausschließlich dem Gesetz der Resonanz widmet und dieses als das große Geheimnis darstellt. Wer darauf einsteigt, wird ein scheußliches Erwachen erleben, mitten in der Polarität – eingeholt vom noch viel wichtigeren Gesetz der Gegensätze. Insofern wäre es nahe liegend, sich gleich von Anfang an mit diesem zwiespältigen Aspekt der Welt vertraut zu machen und sich bei allem darauf einzustellen – bis irgendwann das Erreichen der Einheit davon befreit.

Unfälle und Zufälle
in ihrem Wesen erkennen

Schutz vor Überfällen

»Glück und Unglück kommen nur gerufen«, weiß ein chinesisches Sprichwort. Zufälle sind, was einem gesetzmäßig zufällt, folgt aus dem westlichen spirituellen Weltbild. Von hier stammt auch die Lösung: Es gibt nur einen Weg, Unfälle zu vermeiden, gehe nahe neben Gott. Poetisch ausgedrückt meint das, sich der Einheit anzunähern, sich unter das große Gesetz zu stellen, in den Augenblick des Hier und Jetzt einzutauchen.

Wenn Unfälle und Zufälle überraschende Wegkorrekturen des Schicksals sind, werden sie natürlich desto unnötiger, je bewusster man freiwillig dem vorgezeichneten Weg folgt. Wer eins mit allem ist und in allem Gottes Handschrift liest, wird sich nicht mehr gegen das Gesetz wenden und kaum mehr vom Weg abkommen. Er braucht keine Ermahnungen in Form von Zu- und Unfällen.

Ähnliches wie die große Schule des Lebens lehrte schon die kleine Schule der Kindheit. Wer freiwillig den vorgegebenen Richtlinien folgte, hatte seine Ruhe vor Überfällen der Lehrer, ihn konnten und wollten sie nicht überraschen. Er empfand die notwendigen Prüfungen nicht als Hinterhalte, sondern als Stationen, die es ohne viel Aufhebens zu passieren galt.

Wer Unfälle als Wegkorrekturen versteht, macht sie schon insofern überflüssig, als er sich mit diesem Wissen weniger oft verfährt. Wer nach dem Weg fragt, verirrt sich naturgemäß seltener.

Wenn nun aber Unfälle und Zufälle Hinweise Gottes beziehungsweise des Schicksals sind, und andererseits das Himmelreich Gottes in uns liegt, ist es natürlich auch nahe liegend, die eigene Mitte beziehungsweise Gott oder die Einheit in sich zu finden und aus ihr heraus zu denken, zu handeln, zu leben.

Mut als Schrittmacher

Schutz vor Lebensflucht

Mut kann immer auch ein Mangel an Fantasie sein und dann einer eher männlich geprägten Art von Draufgängertum und eigentlich Dummheit entspringen. Dabei ist es nicht besonders kühn, mit dem Tod zu spielen. Wirklich kühn wäre es, mit dem Leben zu spielen. Lao Tse sagt diesbezüglich: »Ein Mann mit äußerem Mut, riskiert sein Leben, ein Mann mit innerem Mut, wagt zu leben.«

Neben dem Mut der Tollkühnheit und manchmal auch der Verzweiflung ist Mut andererseits auch ein entscheidendes Lebenselixier für herausfordernde Entwicklungsschritte. Sich den Schatten bewusst zu machen und die dunkelsten Ecken der eigenen Seele zu durchlichten, braucht größten Mut. Den Tanz mit der Polarität zu wagen, sich auf herausfordernde und wachstumsfördernde Partnerschaften einzulassen, verlangt ebenfalls enormen Mut. Goethe sagte einmal, dass Lust und Liebe die Fittiche für große Taten seien. Beide aber erfordern ungeheuer viel Mut. Denn weniges ist den Mitmenschen so verdächtig, wie gelebte Lust und Liebe. Da sich die meisten an diese Themen nicht wirklich herantrauen, sind ihnen diejenigen suspekt, die es wagen, auch diese Art von Lebendigkeit in ihr Leben einzuladen.

Mutig zu leben und das Leben zu wagen ist die Herausforderung schlechthin auf dem Weg. Und vieles, was unseren Mut braucht, ist gerade wichtig für die eigene Entwicklung. Die Schritte, die keinen Mut erfordern, machen wir naturgemäß leichter und lockerer. Es sind aber die schwierigen, ja riskanten Dinge, die um jeden Preis gewagt werden müssen. Sie sind es, die uns fordern. Sie trotz dieser Erkenntnis in Angriff zu nehmen und als die heißen Eisen im Leben anzupacken, braucht unseren ganzen Mut.

Als Belohnung winkt hier Entwicklung, während auf dem Gegenpol der Mutlosigkeit und Flucht in die Resignation nichts zu gewinnen ist als weitere Verwicklung. Wer bereits in den Vierzigerjahren des Lebens stirbt und erst in seinen Achtzigern begraben wird, mag typisch sein, aber beklagenswert bleibt er doch. Denn die Mutigen mögen vielleicht nicht so lange leben, die Vorsichtigen aber leben meist überhaupt nicht. Wie viel berauschender wäre es hingegen, ein Leben nach dem Motto zu führen: »Lebe wild und gefährlich!«

Spontaneität als Chance begreifen

Schutz vor dem Einrosten

Wenn Leben Rhythmus ist und alles fließt, ist Festhalten der Anfang des Sterbens, Spontaneität aber der Dünger des Lebens. Dem entspricht der burschikose Rat: »Sei spontan, bewegte Ziele trifft der Teufel nur schwer.« Das bedeutet, wer im Fluss ist und seinen eigenen Rhythmus lebt, gerät nicht so leicht in die Fallen der Polarität.

Das Leben im Augenblick ist automatisch spontan. Dem Augenblick zu geben, was er erfordert, ist überhaupt eine gute Definition für Spontaneität. Der Versuch dagegen, die Zeit aufzuhalten, den Augenblick einzufangen, führt immer zu Enttäuschungen. Wer Minuten, in denen Fülle war, zu Stunden dehnt, wird bekanntlich Langeweile und Leere ernten.

Weniges aber empfinden Menschen so anstrengend wie Spontaneität, da sie den völligen Verzicht auf Konzepte und Absicherungen erfordert. Die eigene Originalität zu bewahren, braucht ständigen Einsatz, Mut und vor allem Gegenwehr gegen den massiven Anpassungsdruck einer auf Konformismus eingestellten Gesellschaft. Die meisten Menschen werden deshalb als Originale geboren und sterben als Kopien, einfach weil es so viel leichter ist, Muster und Rollen zu imitieren als den eigenen Weg zu finden und zu gehen. Dadurch leben sie aber ständig in der Gefahr, aus der (angenommenen) Rolle zu fallen. Doch wer das nicht möchte, sollte lieber erst gar keine spielen. Denn nur wer echt und spontan ist, kann im Augenblick entspannen. Er braucht die kurzen (oder manchmal etwas längeren) Beine der Lügen nicht zu fürchten, sondern ist in der Wahrheit frei geworden.

Mit den Elementen leben

Schutz vor Unnatürlichkeit

»Im Menschen sind Feuer, Luft, Wasser und Erde und aus ihnen besteht er. Vom Feuer hat er die Körperwärme, von der Luft den Atem, vom Wasser das Blut und von der Erde den Körper … Diese vier Grundstoffe sind so eng verknüpft und verbunden, dass keins vom anderen getrennt werden kann. Daher halten sie so fest aneinander, dass man sie die Grundbausteine des gesamten Kosmos nennen kann.« Diesen Worten von Paracelsus ist wenig hinzuzufügen, außer dass bei uns modernen Menschen der Bezug zu den Elementen immer weiter in den Hintergrund getreten ist. Das Ergebnis ist eine derartige Distanz zur Natur, dass wir seit Paracelsus' Zeiten begonnen haben, unsere eigene Lebensgrundlage massiv zu bedrohen.

Über einfache Übungen könnten wir wieder Zugang zur Welt der Elemente gewinnen. Wer in den Sommerwochen so oft wie möglich barfuß geht, bekommt nicht nur eine wundervolle Fußreflexzonenmassage, sondern wird auch wieder eine Beziehung zur Erde finden. Wer sich schwebende Erfahrungen der Leichtigkeit im Thermalwasser gönnt, kann nicht nur seinen Bezug zum Wasserelement erneuern, sondern auch eine wunderschöne entspannende Regressionserfahrung machen und gleichsam die Rückkehr in den Mutterleib erleben. Immerhin haben wir die ersten zehn Mondmonate schwerelos schwebend im Fruchtwasser verbracht. In dieser Zeit der Einheitserfahrung entwickelt sich das Urvertrauen, die Grundlage allen späteren Selbstvertrauens. In diese Zeit neu einzutauchen ist ein Geschenk, das den Zugang zum Seelenelement Wasser und der zugehörigen Seelenbilderwelt erneuert und vertieft.

Eine Erfahrung mit dem verbundenen Atem, einer sehr einfachen und doch tief gehenden Atemtechnik, kann die himmlischen Möglichkeiten des Luftelementes in uns beleben. Die Feuerenergie mag, angeregt etwa durch die Kundalini-Energie-Erfahrung während eines tantrischen Liebesfestes oder auch durch den verbundenen Atem in Gang gebracht werden. Das führt zum Erleben des feurigen Fließens der Energie entlang der Wirbelsäule.

 Zum verbundenen Atem erfahren Sie Genaueres im Buch *Die wunderbare Heilkraft des Atmens*. Die CD *Die vier Elemente* führt über die Seelen-Bilder-Welt ins Reich der Elemente.

Felder und Rhythmen

Schutz vor Leblosigkeit

Gib einen starken Rhythmus vor und andere werden einfallen, lehrt die Erfahrung. Mitschwingen im Sinne von Resonanz ist nicht nur die Basis der Liebe, sondern allen menschlichen Zusammenlebens. Deshalb wird Taubheit als so viel schlimmer empfunden als Blindheit, denn sie verhindert unser Mitschwingen.

Wenn viele zusammen schwingen, wird Außergewöhnliches möglich, weil gemeinsame Rhythmen Felder entstehen lassen. Diese haben die Kraft, mitzureißen und Menschen in ihren Bann zu schlagen. So entstehen Bewegungen und Lawinen, Zeitströmungen und Wellen. Was »in« ist, hat ein Feld und die Kraft, andere im Sinne des Mitschwingens zu beeinflussen. Wenn einer träumt, ist es ein Traum, wenn ihn viele träumen, ist es der Beginn einer neuen Wirklichkeit.

Die schlimmste Strafe ist das Verweigern der Resonanz des Mitschwingens. So ist einem Künstler ein engagierter Verriss seines Werkes in der Regel viel lieber als dessen Ignorierung. George Bernhard Shaw sagt diesbezüglich: »Die schlimmste Sünde gegenüber unseren Mitmenschen ist nicht der Hass, sondern die Gleichgültigkeit: Das macht den Kern der Unmenschlichkeit aus.«

Mitschwingen ist tatsächlich etwas Urmenschliches, seine Verweigerung dagegen ist unmenschlich. Deshalb schunkeln und tanzen Menschen so gern und lieben es, geschaukelt und gewiegt zu werden. Die Gleichgültigkeit als Verweigerung der Resonanz ist dagegen unerträglich. So wird die Isolationshaft zur schlimmsten Folter, derer Menschen fähig sind. Sie verweigert das Mitschwingen und führt nicht selten zum Wahnsinn. Wird Kindern die Resonanz völlig verunmöglicht, wie bei den schrecklichen Experimenten zur Entdeckung der sogenannten Ursprache, sterben sie in kurzer Zeit. Dabei hatte man sie zwar materiell gut versorgt, ihnen aber jeden menschlichen Kontakt vorenthalten.

Mitschwingen ist lebendige Menschlichkeit, das Gegenteil führt aus dem Leben hinaus in den Tod. Atem ist Leben mit seinem stetigen Auf und Ab. Wer kaum noch atmet, ist schon fast tot. Deshalb gilt es atmend mitzuschwingen und am lebendigen Rhythmus des Lebens teilzuhaben. In einem Feld geborgen zu sein und seine Rhythmen zu spüren, erfüllt deshalb auch so viele Menschen mit großer Befriedigung und erklärt das Bedürfnis nach Vereinen und Parteien, nach Gruppen und Bewegungen.

Liebe als Ziel des Lebens

Schutz vor Kälte und Erstarrung

»Die beste Arznei für den Menschen ist der Mensch, die höchste Form der Arznei ist die Liebe.« Dieser zeitlose Satz von Paracelsus rückt die Liebe in einen therapeutischen Zusammenhang, der in der modernen Medizin keinerlei Rolle mehr spielt. Trotzdem bleibt er richtig und wartet auf seine Wiederentdeckung durch Therapeuten und Ärzte.

Das eigentliche Feld der Liebe ist natürlich das gesellschaftliche Beziehungsspiel. Wobei hier eine Vielzahl von Ebenen infrage kommt. Antoine de Saint-Exupéry sagt etwa: »Lieben bedeutet nicht, sich tief in die Augen zu schauen, sondern in dieselbe Richtung zu sehen.« Er zielt damit offensichtlich über die romantische Ebene hinaus auf eine partnerschaftliche Beziehungsebene.

»Sich verlieben« nennt man den Zustand einer meist kurzfristigen Vergiftung der Großhirnrinde, aufgrund derer das heiße Herz gegenüber dem kühlen Kopf die Oberhand gewinnt. Allerdings hält dieser in der Regel als berauschend und wundervoll empfundene Zustand leider nie sehr lange an, sodass sich der kühle Kopf mit seinen rationalen Argumenten, die die natürlichen Feinde der Verliebtheit und der Liebe sind, zurückmelden kann. Auch Alkohol kann zu einem ähnlichen Zustand führen und nicht selten ist er deshalb bei der Anbahnung des Verliebens behilflich.

Die göttliche Liebe hingegen, in der Antike als Agape bezeichnet, ist es, die in den Religionen und auf dem spirituellen Weg die entscheidende Rolle spielt. Sie stellt die höchste Ebene der Verbindung dar und braucht sich nicht mehr mit Themen wie Eifersucht herumzuschlagen, da jedem klar ist, dass Gott oder Christus, Buddha oder Allah das kleinkarierte Abgrenzungsspiel nicht mitspielen. So erwartet schon gar niemand, von Christus exklusiv geliebt zu werden. Ihm wird es nicht übel genommen, wenn er die Nachbarin genauso liebt. An dieser höchsten Ebene der Liebe, der es darum geht, eins mit allem zu werden, könnten wir uns ein Beispiel nehmen für unsere menschlichen Versuche in Sachen Liebe.

ANHANG

Bücher von Ruediger Dahlke

Aggression als Chance. Be-Deutung und Aufgabe von Krankheitsbildern wie Infektion, Allergie, Rheuma, Schmerzen und Hyperaktivität. C. Bertelsmann, München 2003.

Arbeitsbuch zur Mandala-Therapie. Hugendubel, München 1999.

Bewusst fasten. Wegweiser zu neuen Erfahrungen. Goldmann, München 1996.

Das Gesundheitsprogramm. Vital durch Atmung, Bewegung, Ernährung und Entspannung. Hugendubel, München 2004.

Das große Buch der ganzheitlichen Therapien (Hrsg.). Integral, München 2007.

Das große Buch vom Fasten. Goldmann, München 2008.

Das senkrechte Weltbild. Symbolisches Denken in astrologischen Urprinzipien. (Von Ruediger Dahlke und Nikolaus Klein.) Ullstein, Berlin 2004.

Depression. Wege aus der dunklen Nacht der Seele. Goldmann, München 2006.

Der Körper als Spiegel der Seele, Gräfe und Unzer, München 2007.

Der Weg ins Leben. Schwangerschaft und Geburt aus ganzheitlicher Sicht. (Von Margit und Ruediger Dahlke/Volker Zahn.) Goldmann, München 2004.

Die Leichtigkeit des Schwebens. Beschwingte Wege zur Mitte. Heyne, München 2005.

Die Notfallapotheke für die Seele. Langen/Müller, München 2007.

Die Psychologie des blauen Dunstes. Be-Deutung und Chance des Rauchens. (Von Margit und Ruediger Dahlke.) Knaur, München 2000.

Die wunderbare Heilkraft des Atmens. Körperliche, seelische und spirituelle Regeneration durch unsere elementare Fähigkeit. (Von Ruediger Dahlke und Andreas Neumann.) Integral, München 2001.

Entschlacken, Entgiften, Entspannen. Natürliche Wege zur Reinigung. Hugendubel, München 2003.

Fasten Sie sich gesund. Das ganzheitliche Fastenprogramm. Hugendubel, München 2004.

Frauen-Heil-Kunde. Be-Deutung und Chancen weiblicher Krankheitsbilder. (Von Margit und Ruediger Dahlke/ Volker Zahn.) Goldmann, München 2003.

Gewichtsprobleme. Be-Deutung und Chance von Übergewicht und Untergewicht. Knaur, München 2000.

Habakuck und Hibbelig. Eine Reise zum Selbst. Ullstein, Berlin 2004.

Herz(ens)-Probleme. Be-Deutung und Chance von Herz- und Kreislaufsymptomen. Knaur, München 1990.

Krankheit als Sprache der Seele. Be-Deutung und Chance der Krankheitsbilder. Goldmann, München 1999.

Krankheit als Symbol. Handbuch der Psychosomatik, Symptome, Be-Deutung, Bearbeitung, Einlösung. C. Bertelsmann, München 1996.

Krankheit als Weg. Deutung und Be-Deutung der Krankheitsbilder. (Von Thorwald Dethlefsen und Ruediger Dahlke.) Goldmann, München 1998.

Lebenskrisen als Entwicklungschancen. Zeiten des Umbruchs und ihre Krankheitsbilder. Goldmann, München 2002.

Mandalas der Welt. Hugendubel, München 1998.

Meditationsführer. Wege nach innen. (Von Margit und Ruediger Dahlke.) Schirner, Darmstadt 2005.

Reisen nach Innen. Geführte Meditationen auf dem Weg zu sich selbst. Ullstein, Berlin 2004.

Richtig essen, Knaur, München 2008.

Säulen der Gesundheit. Körperintelligenz durch Bewegung, Ernährung und Entspannung. (Von Ruediger Dahlke, Baldur Preiml und Franz Mühlbauer.) Goldmann, München 2001.

Schlaf – die bessere Hälfte des Lebens. Integral, München 2005.

Verdauungsprobleme. Be-Deutung und Chancen von Magen- und Darmsymptomen. (Von Ruediger Dahlke und Robert Hößl.) Knaur, München 2001.

Vom Essen, Trinken und Leben. Mit allen Sinnen kochen. (Von Ruediger Dahlke und Dorothea Neumayr.) Haug Sachbuch, 2007.

Von der Weisheit unseres Körpers. Interview mit der Gesundheit. Knaur, München 2004.

Wage dein Leben jetzt! Coppenrath, 2007

Wege der Reinigung. (Von Ruediger Dahlke und Doris Ehrenberger.) Heyne, München 2002.

Woran krankt die Welt? Moderne Mythen gefährden unsere Zukunft. Goldmann, München 2003.

Worte der Heilung. Schirner, Darmstadt 2005.

Heil-Meditationen auf CD von Ruediger Dahlke

(im Goldmann Verlag)

Allergien – Angstfrei leben – Ärger und Wut – Bewusst Fasten – Depression – Der innere Arzt. Aktivierung der Selbstheilungskräfte – Die 4 Elemente – Elemente-Rituale – Entgiften, Entschlacken, Loslassen – Energie-Arbeit – Frauenprobleme. Heilungsrituale und weibliche Archetypen (zusammen mit Margit Dahlke) – Ganz entspannt – Hautprobleme – Heilungsrituale – Herzensprobleme. Hoher Blutdruck, Infarkt – Ich bin mein Lieblingstier. Entspannung und Fantasie für Kinder – Der innere Arzt. Aktivierung der Selbstheilungskräfte – Kopfschmerzen – Krebs. Aktivierung der Selbstheilungskräfte – Lebenskrisen als

Entwicklungschancen – Leberprobleme – Märchenland.
Entspannung und Fantasie für Kinder – Mandalas. Wege
zur eigenen Mitte – Mein Idealgewicht. Selbsthilfeprogramm zum gewünschten Gewicht – Naturmeditation. Der
Mensch und die Erde sind eins – Niedriger Blutdruck –
Partnerbeziehungen – Rauchen. Frei werden von Abhängigkeit – Rückenprobleme – Schattenarbeit. Befreiung von
Zwang und Schuld – Schlafprobleme – Schwangerschaft
und Geburt (zusammen mit Margit Dahlke) – Selbst-
heilung. Destruktive Muster erkennen und transformieren –
Selbstliebe. Selbstakzeptanz als Schlüssel für ein erfolg-
reiches Leben – Sucht und Suche – Den Tag beginnen.
Meditationen und Bewegung für jeden Morgen (zusammen
mit Franz Mühlbauer) – Tiefenentspannung. Meditationen
zur Synchronisierung beider Gehirnhälften – Tinnitus und
Gehörschäden – Traumreisen. Die eigene Seelenwelt
erkunden – Verdauungsprobleme – Visionen. Den eigenen
Weg finden – Vom Stress zur Lebensfreude

(im Integral Verlag)

7 Morgenmeditationen – Die Heilkraft des Verzeihens –
Die Leichtigkeit des Schwebens – Erquickendes Abschalten
mittags und abends – Schlaf, die bessere Hälfte des Lebens –
Schutzengel-Meditationen

(im Verlag Langen/Müller)

Die Notfallapotheke für die Seele

(im Ariston-Verlag)

Eine Reise nach Innen. Begegnen Sie den Seelenführern. –
Eine Reise nach Innen. Finden Sie die innere Führung.

CDs mit Begleitbuch

(im Goldmann Verlag)

Angstfrei leben – Entgiften, Entschlacken, Loslassen –
Mein Idealgewicht. Selbsthilfeprogramm zum gewünschten
Gewicht – Rauchen. Frei werden von Abhängigkeit –
Tinnitus und Gehörschäden

Hörbücher-CDs von Ruediger Dahlke

Im Rhythmus-Verlag: Hofmarkstraße 27,
D-84381 Johanniskirchen, Telefon: +49-85 64-94 07 47,
E-Mail: info@rhythmusverlag.de
Gesetze des Lebens – Der innere Arzt – seelische
Verletzungen – Visionen

Vorträge von Ruediger Dahlke auf CD und MC

erhältlich über Auditorium Netzwerk, Hapsbergstraße 9a,
D-79379 Müllheim, Telefon: 0 76 31-17 07 43,
E-Mail: audionetz@aol.com

Krankheit als Symbol – Die spirituelle Herausforderung –
Gesunder Egoismus? Gesunde Aggression – Deutung und
Be-Deutung von Krankheitsbildern – Reisen nach Innen –
Übergänge im Leben. Lebenskrisen als Lebenschancen –
Reifungskrisen des Lebens – Die Psychosomatik von Krebs –
Gesundheitliche Krisen? Krise des Gesundheitssystems –
Krankheit als Sprache der Seele – Bedeutung der Rituale in
Vergangenheit und Gegenwart – Heilung durch Meditation –
Gesund sein, ganzheitlich leben. Was heißt das? – Entgiften,
Entschlacken, Loslassen – Depression – Wunden des Weib-
lichen – Säulen der Gesundheit – Moderne Reinkarnations-
therapie. Erfahrungen aus 20 Jahren (Audio und Video) –
Krankheit als Weg – Sucht und Suche – Wege der Reinigung –
Rituale – Medizin der Zukunft – Gesundheit in eigener
Verantwortung – u. a.

Informationen über Seminare, Ausbildungen,
Trainings, Vorträge

Heilkundeinstitut GmbH
Oberberg 92
A-8151 Hitzendorf
Telefon: +43-3 16-7 19 88 85
Fax: +43-3 16-7 19 88 86
Internet: www.dahlke.at
E-Mail: info@dahlke.at

Informationen über Therapien und
Wochenendseminare

Heil-Kunde-Zentrum Johanniskirchen
Schornbach 22
D-84381 Johanniskirchen
Telefon: 0 85 64-8 19
Fax: 0 85 64-14 29
Internet: www.dahlke-heilkundezentrum.de
E-Mail: hkz-dahlke@t-online.de

Das umfassende
Standardwerk
ganzheitlicher Heilkunst

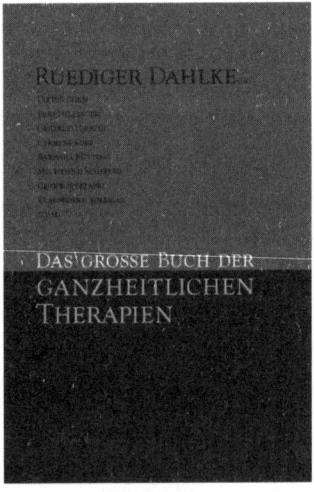

Ruediger Dahlke (Hg.)
Das große Buch der
ganzheitlichen Therapien

560 Seiten
ISBN 978-3-7787-9175-2

INTEGRAL

Meditations-CDs
von Ruediger Dahlke

Leichtigkeit des Schwebens
Meditationen zum Loslassen
ISBN 978-3-7787-9097-7

Schutzengel-Meditationen
ISBN 978-3-7787-9180-6

Die Heilkraft des Verzeihens
Meditationen zur Entlastung der Seele
ISBN 978-3-7787-9186-8

7 Morgenmeditationen
Archetypische Einstimmung
auf jeden Tag der Woche
ISBN 978-3-7787-9164-6

Schlaf – die bessere Hälfte des Lebens
Meditationen und Übungen
für gesunde, erholsame Nachtruhe
ISBN 978-3-7787-9149-3

**Erquickendes Abschalten
mittags und abends**
Genussvolle Entspannung
für aktive Menschen
ISBN 978-3-7787-9150-9

INTEGRAL